Samuel Karim

# Oportunidades e desafios da gestão das finanças públicas

Samuel Karim

# Oportunidades e desafios da gestão das finanças públicas

## Compreender os fundamentos da gestão das finanças públicas nos países em desenvolvimento

ScienciaScripts

Cover image: www.ingimage.com

This book is a translation from the original published under ISBN 978-620-7-65276-1.

Publisher:
Sciencia Scripts
is a trademark of
Dodo Books Indian Ocean Ltd. and OmniScriptum S.R.L publishing group

120 High Road, East Finchley, London, N2 9ED, United Kingdom
Str. Armeneasca 28/1, office 1, Chisinau MD-2012, Republic of Moldova, Europe
Printed at: see last page
**ISBN: 978-620-8-09181-1**

# PREÂMBULO

A gestão das finanças públicas desempenha um papel fundamental no desenvolvimento dos países, nomeadamente nos países em desenvolvimento. Eis alguns impactos:

1. Afetação de recursos: Uma gestão eficiente das finanças públicas garante que os recursos são afectados de forma eficaz, orientando-os para áreas prioritárias como a educação, os cuidados de saúde, as infra-estruturas e os programas de assistência social.

2. Estabilidade económica: Políticas fiscais sólidas ajudam a manter a estabilidade económica através da gestão das despesas públicas, da geração de receitas e dos níveis de dívida. Esta estabilidade atrai o investimento e promove o crescimento económico.

3. Redução da pobreza: A boa gestão das finanças públicas pode contribuir para a redução da pobreza através de despesas orientadas para as redes de segurança social, a educação e os cuidados de saúde, proporcionando oportunidades de progresso socioeconómico.

4. Desenvolvimento de infra-estruturas: Um financiamento adequado e uma gestão eficaz das finanças públicas são essenciais para o desenvolvimento das infra-estruturas, incluindo estradas, pontes, centrais eléctricas e sistemas de abastecimento de água, que são cruciais para o crescimento económico e para a melhoria do nível de vida.

5. Clima de investimento: Os sistemas de gestão das finanças públicas transparentes e responsáveis melhoram o clima de investimento, reduzindo a corrupção, melhorando a governação e promovendo a confiança entre o governo e os investidores, tanto nacionais como estrangeiros.

6. Desenvolvimento do capital humano: Os investimentos na educação e nos cuidados de saúde financiados através de fundos públicos ajudam a desenvolver o capital humano, conduzindo a uma mão de obra mais qualificada e saudável, que é essencial para o desenvolvimento económico sustentado.

7. Equidade social: As políticas de finanças públicas podem promover a equidade social, redistribuindo a riqueza através de uma tributação progressiva e de despesas

sociais específicas, reduzindo a desigualdade de rendimentos e promovendo a coesão social.

8. Sustentabilidade ambiental: Uma gestão eficaz das finanças públicas pode apoiar o desenvolvimento sustentável do ponto de vista ambiental, afectando fundos à proteção do ambiente, a projectos de energias renováveis e a medidas de adaptação e atenuação das alterações climáticas.

De um modo geral, a gestão das finanças públicas nos países em desenvolvimento tem implicações de grande alcance para o seu crescimento económico, desenvolvimento social e sustentabilidade ambiental.

# RECONHECIMENTO

Gostaria de agradecer as bênçãos de Deus Todo-Poderoso sobre a minha vida e por me ter dado a paixão pela aquisição de conhecimentos. Gostaria de agradecer o apoio e as palavras de oração da minha mãe, Madame Zainab Karimu, e das minhas irmãs Juliet Fassia Karimu, Aminata Karimu e Mamawoh Karimu.

Mais profundamente, gostaria de reconhecer os serviços do meu falecido pai, Sr. Samuel Samuka Karimu, pela sua paixão extraordinária pela educação e por me ter incutido os valores da busca pela educação. Que a sua alma continue a descansar em paz!

## Índice

# INTRODUÇÃO

O sector público da economia, em regra, estabeleceu-se como uma opção de liderança na economia da Serra Leoa. O funcionamento eficaz deste sector depende de uma gestão qualificada, para tomar decisões de gestão em relação a essas organizações.

É de salientar que as tecnologias de gestão mais modernas no domínio das finanças foram desenvolvidas e provaram ser bem sucedidas na prática para as organizações comerciais. As organizações comerciais têm como objetivo o lucro e o bem-estar dos seus acionistas. Estes objectivos são facilmente mensuráveis e formalizados em indicadores suficientes que mostram a realização dos objectivos comerciais da organização.

As entidades do sector público são significativamente diferentes das organizações comerciais. O objetivo das entidades do sector público é fornecer bens públicos, tais como serviços no domínio da aplicação da lei, saúde, educação e outros, em vez de aumentar a riqueza dos acionistas. O efeito económico de tais serviços é difícil de medir. O efeito da prestação desses serviços não pode ser medido por referência aos custos/benefícios, porque os benefícios desses serviços são impossíveis de calcular em termos monetários. Por exemplo, os benefícios da prestação de serviços de saúde consistem em aumentar a saúde pública da nação.

A complexidade da medição da eficácia das entidades do sector público exige a utilização de instrumentos adequados pelos gestores no domínio da gestão das finanças públicas.

Até à data, não existe uma abordagem única para compreender o que é a gestão das finanças públicas. A clareza na definição permitirá formular mais claramente os princípios que servirão de base à criação da estrutura e dos processos de gestão financeira no sector público para identificar os problemas existentes e a falta de recursos. O principal objetivo da criação destes processos é melhorar a eficiência da gestão das finanças públicas, aumentar a transparência do processo orçamental e aumentar a responsabilização dos sujeitos dos seus processos. Na maioria dos casos, a realização destes objectivos exige reformas em grande escala neste domínio que afectam sectores conexos da economia (por exemplo, o sector privado) e a participação de um grande número de intervenientes (por exemplo, a sociedade civil) neste processo.

Na fase atual, os governos de diferentes países na implementação das reformas da GFP enfrentam diferentes desafios. Assim, a complexidade e a multiplicidade do processo de gestão das finanças públicas constituem, por si só, um desafio para os responsáveis pelos resultados deste processo.

Os governos de vários países estão sob pressão para melhorar o desempenho do sector público e, ao mesmo tempo, conter o crescimento das despesas. Enquanto factores como o envelhecimento da população e o aumento dos custos dos cuidados de saúde e das pensões aumentam as despesas orçamentais, os contribuintes[4] dinheiro. (Curristine et al. 2007: 2)

Além disso, a fase moderna da gestão das finanças públicas é complicada pela presença de fenómenos como: a crise económica mundial; a globalização, que agrava os efeitos da crise; o terrorismo; as doenças; a opinião pública, que emerge rapidamente nas redes sociais; as novas tecnologias; a incerteza e outros factores.

Nas condições actuais, os gestores das finanças públicas têm de ter em conta uma variedade de factores e de riscos, a fim de resolverem as tarefas definidas pela sociedade para uma gestão financeira eficaz. Para o efeito, os gestores das finanças públicas são obrigados a mudar as abordagens de gestão, passando das tradicionais para novas abordagens.

As novas tecnologias financeiras, como o bloqueio, podem ser classificadas como novas abordagens à gestão financeira no sector público. Esta tecnologia é conhecida, em maior medida, em ligação com os mercados financeiros. No entanto, propriedades desta tecnologia como a disponibilidade de dados e a incapacidade de ocultar rapidamente a alteração da informação (as alterações tornam-se conhecidas por todos os participantes na cadeia) também podem ser utilizadas na gestão das finanças públicas.

O desafio indiscutível e a oportunidade de melhorar todos os processos de gestão financeira são os dados governamentais abertos (DGA), cuja utilidade reside na sua acessibilidade e na capacidade de utilizar todos os participantes no processo orçamental para resolver várias tarefas. No entanto, há que ter em conta que estes dados devem ser apresentados dentro de certos limites, de modo a não criar ameaças à segurança do Estado. Além disso, a utilização destes dados impõe a todos os utilizadores uma responsabilidade adicional de manter a confidencialidade.

O presente estudo é dedicado à procura de respostas para as seguintes questões: o que é a Gestão das Finanças Públicas (GFP); existem diferenças no ciclo de gestão financeira nos sectores público e privado da economia; quais são os elementos-chave do sistema de GFP; o que significa um sistema de GFP eficaz e os seus objectivos; que abordagens existem para a implementação da reforma; que factores influenciam a eficácia das reformas da GFP; quais são os desafios e as oportunidades para a GFP atingir o objetivo.

# REVISÃO DA LITERATURA

Esta revisão da literatura consiste numa análise das publicações existentes de teóricos da investigação que estudaram as questões da reforma da GFP, os elementos-chave de um processo tão complexo, que é a questão da GFP, as questões da avaliação da eficácia da GFP e os profissionais das finanças públicas.

Para revelar a relevância do tema de investigação e justificar a sua escolha, foram utilizados como fontes os seguintes trabalhos: PEFA 2009, 2016, Curristine et al. 2007, Global Financial Management Leaders Survey 2015.

Assim, em particular a fonte do PEFA 2009, 2016, é um guia metodológico para avaliar a qualidade da gestão financeira no sector público, descreve os seus elementos-chave e indicadores de avaliação.

O artigo de Curristine et al. (2007) discute brevemente os potenciais factores institucionais fundamentais que podem contribuir para melhorar a eficiência do sector público. Os autores argumentam que existem provas suficientes de que algumas variáveis institucionais ajudam a melhorar a eficiência, principalmente: descentralização funcional e política para os governos subnacionais; certas práticas de gestão de recursos humanos; e operações de aumento de escala. No entanto, a conclusão mais notável é a falta de dados empíricos e de uma avaliação sistemática do efeito das variáveis institucionais no desempenho.

## A definição de gestão das finanças públicas (GFP)

Qualquer investigação exige uma clarificação das definições utilizadas. É por esta razão que, no início do documento, foi efectuada uma análise das definições existentes de gestão das finanças públicas.

Assim, foram analisadas as definições existentes de gestão financeira, formuladas por investigadores (Erasmus e Visser 2002), profissionais (Lawson 2015), encontradas na literatura metodológica (PEFA 2016) e na literatura de referência (Ordem do Ministério das Finanças da Rússia 2017). A análise permitiu identificar as deficiências das definições existentes de GFP e formular a definição do autor.

## Ciclo de Gestão Financeira no Setor Público e Privado da Economia

No contexto do presente tema de investigação, é útil estudar os elementos do ciclo de gestão financeira no sector público.

A publicação mais bem-sucedida que abrange o conteúdo do ciclo de gestão financeira, na opinião do autor deste artigo, é a publicação (Lawson 2015).

Além disso, foi efectuada uma análise comparativa dos elementos do ciclo de gestão financeira nos sectores público e privado da economia. A análise dos elementos do ciclo de gestão financeira no sector privado baseia-se na experiência prática do autor do presente documento.

## Elementos-chave do sistema de GFP

Para uma análise mais pormenorizada dos elementos-chave da gestão financeira do sector público que contribuem para uma gestão eficiente das finanças públicas, foram realizados estudos (Rakner et al. 2004) e Killick (2005).

A análise das fontes acima mencionadas permitiu centrar-se no desfasamento entre os princípios de gestão das finanças públicas legalmente definidos e as práticas informais que simulam o processo de afetação de custos de acordo com as estimativas orçamentais.

O PEFA (Public Expenditure and Financial Accountability 2016) e Guthrie (2005) foram utilizados para investigar a dimensão e a ordem do sistema de gestão financeira do sector público. O estudo destas fontes permitiu-nos determinar os elementos-chave do sistema de GFP, cuja presença permitirá aumentar a sua eficiência (sistema de GFP).

## Sistema eficaz de GFP e seus objectivos

Os principais aspectos do sistema de GFP foram identificados e os principais objectivos foram possíveis através da análise dos trabalhos práticos de GFP (Lawson 2015).

## Diferentes abordagens à reforma da GFP

Uma análise detalhada das reformas da GFP e das abordagens existentes em matéria de gestão das receitas e das despesas no sector público foi facilitada pelo trabalho (Review of

Reforma da gestão das finanças públicas Literatura 2009).

Este documento explora a experiência da reforma da gestão das finanças públicas e foi encomendado pelo DFID em nome do Ministério dos Negócios Estrangeiros dos Países Baixos, da Agência Sueca de Cooperação para o Desenvolvimento Internacional (SIDA), da Agência Canadiana de Desenvolvimento Internacional (CIDA) e do Banco Africano de Desenvolvimento (BAD). Esta análise será útil a todos os investigadores interessados nas questões das reformas da gestão das finanças públicas e da sua avaliação.

Factores que afectam a eficácia das reformas da GFP

A implementação bem sucedida de reformas na GFP em cada país requer determinados recursos e capacidades. O trabalho (Olander 2007) descreve quatro elementos inter-relacionados que devem ser considerados ao avaliar e desenvolver a capacidade de uma GFP.

Questões e oportunidades de GFP

Para além dos problemas tradicionais e actuais enfrentados por todas as disciplinas relacionadas com a gestão das finanças públicas, existem problemas causados pela globalização, pelas novas tecnologias (blockchain) e pela informatização da sociedade.

Para efetuar uma análise dos riscos e dos desafios que devem ser considerados na gestão das finanças no século XXI, foi útil um trabalho (Baubion 2013).

Um contributo inestimável foi dado pelo trabalho (Berryhill et al. 2018) sobre a utilização da tecnologia de cadeias de blocos no sector público.

No que respeita às questões sobre dados governamentais abertos (CRP), o trabalho de (Ubaldi 2013) foi útil.

# POLÍTICA FISCAL

## Introdução

Continuamos esta unidade com a política fiscal, que é a utilização das despesas públicas e das políticas fiscais para influenciar o nível de atividade económica, a inflação e o crescimento económico. Fiscal significa que tem a ver com impostos, receitas públicas ou dívida pública. O ano fiscal é um período contabilístico de 12 meses, sem ter em conta o ano civil. O ano fiscal para o governo federal vai de 1 de janeiro a 31 de dezembro. O ano fiscal é também utilizado como adjetivo polivalente para designar tudo o que tem a ver com as finanças públicas e a sua gestão. Assim, em cada nível (escalão) de governo, a integridade fiscal é uma caraterística do orçamento do governo que não gasta mais do que as receitas previstas. Considera-se que se tem integridade fiscal quando a pessoa que a considera concorda com as suas políticas fiscais. Se essa mesma pessoa discordar das suas políticas, poderá ser considerado tão pouco responsável do ponto de vista fiscal que será considerado irresponsável do ponto de vista fiscal.

O sector das administrações públicas O sector das administrações públicas é definido como compreendendo "todas as unidades que implementam políticas públicas através da prestação de serviços não mercantis e da transferência de rendimentos. Estas unidades são financiadas principalmente por impostos obrigatórios sobre outros sectores. A administração central inclui todas as unidades que representam a jurisdição territorial da autoridade central em todo o país". (FMI: Government Financial Statistics Year Book 1994, p.6). O sector público na Serra Leoa inclui todos os dois níveis de governo, incluindo o Estado e os governos locais, bem como as agências governamentais que fornecem bens e serviços públicos com financiamento do tesouro público. O sector das administrações públicas é também vulgarmente conhecido como sector público, em grande parte devido às caraterísticas do tipo de bens e serviços que são fornecidos pelo sector. Due e Friedlander (1977) descreveram os bens públicos como "bens que possuem as caraterísticas básicas de não apropriabilidade, não rivalidade e não exclusão no consumo". O que estamos a dizer aqui é que os bens são perecíveis e não são tangíveis como bens físicos consumíveis. Assumem sobretudo a forma de infra-estruturas, equipamentos sociais e bens de equipamento que podem ser utilizados para gerar outros bens e serviços (utilidades).
Bens públicos São consumidos colectiva e indivisivelmente, enquanto o consumo por um indivíduo reduz a quantidade disponível para outros. Os consumidores de bens públicos não revelam as suas preferências. Estas caraterísticas dificultam ou impedem a venda de bens públicos nas condições do mecanismo de mercado.

Exemplos de bens públicos são as estradas e auto-estradas, a defesa e a segurança nacional, a proteção do ambiente, etc. Estas caraterísticas dos bens públicos tornam o mecanismo de preços ineficaz na afetação eficaz dos recursos numa economia de mercado, justificando a intervenção do sector público para assegurar uma afetação eficiente dos recursos, a redistribuição dos rendimentos e os objectivos de estabilização.
Bens privados Isto contrasta com a situação no sector privado, que se dedica à produção e venda de bens privados que são divisíveis e consumidos individualmente, enquanto as preferências dos consumidores podem ser prontamente determinadas através da procura efectiva. Por conseguinte, os bens privados, como o pão, o alojamento, os veículos, etc., são produzidos em unidades e colocados à venda nos mercados. As pessoas que não podem pagar os bens privados podem ser excluídas do seu consumo na ausência de uma procura efectiva.

**Política fiscal**

A política orçamental consiste na manipulação das finanças públicas através do aumento ou da redução dos impostos ou dos níveis de despesa, a fim de promover a estabilidade e o crescimento económicos. Este papel do sector público na gestão económica é desempenhado através da formulação e aplicação da política económica em geral e da política fiscal em particular. Esta política destina-se a atingir o objetivo da estabilidade dos preços, do crescimento, do equilíbrio da balança de pagamentos, do pleno emprego, da mobilização de recursos e do investimento. Estes objectivos influenciaram a conceção da política económica do governo e os esforços de desenvolvimento na Serra Leoa desde a independência. Os governos da Serra Leoa conceberam e executaram quatro planos de desenvolvimento entre 1960 e 1985, adoptaram o Programa de Ajustamento Estrutural (PAE) em 1986, planos trienais sucessivos, o programa Visão 2010, a Estratégia Nacional de Desenvolvimento e Capacitação Económica (NEEDS) e, atualmente, a Agenda dos Cinco Grandes Pontos da atual administração, todos com o objetivo de alcançar o desenvolvimento económico e melhorar significativamente as condições de vida da população.
Principais instrumentos da política orçamental Os principais instrumentos da política orçamental têm sido a tributação, as despesas públicas e a contração de empréstimos junto de fontes internas e externas para financiar os défices orçamentais quando se verifica um défice orçamental na execução de um orçamento. Durante os anos em análise, os resultados do papel do governo nas actividades económicas e os resultados em termos de desempenho económico na Serra Leoa foram mistos. A economia registou um crescimento da produção real

em alguns anos e um declínio noutros. Mas o quadro geral é pouco positivo para os esforços de desenvolvimento do país. A crise económica dos anos 80 e do início dos anos 90 evidenciou claramente a distinção entre crescimento e desenvolvimento. Um país pode atingir um crescimento do Produto Interno Bruto (PIB) sem o correspondente desenvolvimento económico. O boom mineiro da década de 1970 levou a Serra Leoa à classe dos países com maior rendimento per capita. No entanto, com o enfraquecimento da bolsa e a diminuição das receitas em divisas provenientes do sector, a Serra Leoa regrediu para o grupo dos países com baixo rendimento per capita. A crise não é apenas a do baixo rendimento per capita, mas também a da instabilidade macroeconómica, caracterizada por uma elevada taxa de inflação, uma forte desvalorização da moeda nacional, um elevado desemprego e um desequilíbrio da balança de pagamentos. Estes problemas resultam da dependência contínua da exportação de minério de ferro para a obtenção de divisas e de receitas públicas. A experiência na Serra Leoa, tal como em muitos outros países da África Subsariana, também provou que a intervenção do sector público numa economia pode resultar em fracasso, uma vez que a justificação para a intervenção do governo se baseia na incapacidade inerente do mecanismo de preços para atingir um equilíbrio estável na economia de mercado.

**O papel da política orçamental na economia**

Tendo identificado os principais instrumentos de política orçamental, é necessário discutir agora o papel destes instrumentos políticos, nomeadamente:

Tributação A política fiscal através da tributação significa a redução dos impostos em determinados sectores da economia, a fim de aumentar o rendimento disponível dos empresários, dos particulares e das empresas. A redução dos impostos sobre as sociedades permitiria às empresas expandir as suas actividades, aumentando assim as oportunidades de emprego. Por outro lado, os consumidores individuais que podem ser afectados pela redução de impostos estariam agora em melhor posição para fazer uma procura efectiva de mais bens e serviços produzidos pelas empresas e indústrias. Estabilização dos preços O governo pode utilizar um instrumento fiscal, ou seja, uma política fiscal contraccionista para combater a inflação e uma política fiscal expansionista para combater a deflação e o desemprego. Esta abordagem ajuda a estabilizar os preços dos bens e serviços na economia. Ao utilizar uma política fiscal contraccionista, o governo pode aumentar os impostos das pessoas colectivas e das pessoas singulares, a fim de reduzir o nível de rendimento disponível destas entidades. O governo pode igualmente reduzir as suas despesas em áreas especiais escolhidas da economia, a fim de conter a procura agregada na economia. Equidade na distribuição dos rendimentos A política fiscal, através de um sistema fiscal adequado, pode ser utilizada para reduzir o fosso entre os rendimentos dos ricos e dos pobres. Um sistema fiscal de carácter altamente progressivo pode provavelmente reduzir o consumo e a acumulação de riqueza dos ricos. Aumento do investimento A política fiscal pode ajudar a gerar receitas para aumentar o investimento em sectores viáveis da economia, se for gerida de forma eficaz. Neste processo, ajuda a acelerar o crescimento económico. Manter uma balança de pagamentos favorável O governo pode impor impostos para reduzir as importações e incentivar as exportações, de modo a minimizar os défices da balança de pagamentos. Ao fazê-lo, pode gerar uma balança de pagamentos favorável no seu comércio externo.

**Estabilização da taxa de câmbio**

Uma política orçamental eficaz e corretamente aplicada pode conduzir à estabilidade da taxa de câmbio. Uma taxa de câmbio estável é efectiva quando não existe um desequilíbrio constante na posição da balança de pagamentos do país.

**Política monetária**

A política monetária é essencialmente um programa de ação empreendido pelas autoridades monetárias, geralmente o banco central, para controlar e regular a oferta de moeda ao público e o fluxo de crédito com vista a atingir objectivos macroeconómicos pré-determinados. - Dwivedi D.N. A política monetária consiste nos esforços formais de um governo para gerir a moeda na sua economia, a fim de realizar objectivos económicos específicos. Podem ser tomadas três tipos básicos de decisões em matéria de política monetária:

1 A quantidade de dinheiro em circulação
2 O nível da taxa de juro
3 As funções dos mercados de crédito e do sistema bancário.

A combinação destas medidas destina-se a regular o valor, a oferta e o custo da moeda numa economia, de acordo com o nível de atividade económica. Uma oferta excessiva de moeda resultará num excesso de procura de bens e serviços, os preços subirão e a balança de pagamentos deteriorar-se-á. Por outro lado, uma oferta inadequada de moeda pode conduzir à estagnação da economia e, consequentemente, atrasar o crescimento e o desenvolvimento. Consequentemente, a autoridade monetária central tenta normalmente manter a oferta de moeda a uma taxa adequada para assegurar um crescimento económico sustentável e manter a estabilidade interna e externa, as condições económicas prevalecentes e a canalização de fundos para sectores prioritários. Em suma, os objectivos da política monetária consistem basicamente em controlar a inflação e manter a posição da balança de pagamentos do país, a fim de salvaguardar o valor externo da moeda nacional e promover um nível adequado e sustentável de crescimento económico e desenvolvimento. As políticas monetárias só são eficazes quando as economias se caracterizam por mercados monetários e financeiros bem desenvolvidos, como as economias desenvolvidas do mundo. É aqui que uma mudança deliberada na variável monetária influencia o movimento de muitas outras variáveis no sector monetário.

**Objectivos da política monetária na Serra Leoa**

Os principais objectivos da política monetária na Serra Leoa nos últimos anos são os seguintes: a. Controlar a taxa de inflação, b. Manter a estabilidade da taxa de câmbio, c. Promover o crescimento da produção e do emprego e d. Melhorar a eficiência global da economia. A política monetária é utilizada para influenciar estes objectivos finais porque se acredita que existe uma relação entre as variáveis reais e as variáveis monetárias. No entanto, isto só é válido para uma economia altamente monetária. Se a economia não for altamente monetária, então a eficácia da política monetária é limitada. Numa economia em desenvolvimento como a Serra Leoa, onde uma grande parte da produção é de subsistência, o nível de produção seria independente da oferta de moeda. Por conseguinte, a política monetária não seria eficaz para determinar o nível de produção do sector de subsistência. Instrumentos de política (medidas) O principal instrumento de política monetária é a operação de mercado aberto (OMO), as reservas obrigatórias, as operações de desconto e a persuasão moral. As técnicas são utilizadas diretamente/abordagem de controlo da carteira e indiretamente/intervenção no mercado. Existe uma diferença fundamental entre os mecanismos de controlo monetário direto e indireto. No sistema de controlo monetário direto, a autoridade monetária utiliza alguns critérios para determinar os objectivos monetários e de crédito e as taxas de juro, que são os objectivos intermédios para tentar atingir os objectivos de crédito. No sistema de controlo monetário direto, a autoridade monetária utiliza alguns critérios para determinar os objectivos monetários e de crédito e as taxas de juro, que são os objectivos intermédios para tentar alcançar os objectivos finais da política. Durante o controlo monetário indireto, apenas as variáveis operacionais relacionadas com a trajetória das variáveis intermédias de uma forma previsível são controladas (porque as variáveis intermédias não estão sob o controlo do Banco Central). As variáveis operacionais, em particular a base monetária, são geridas, enquanto o mercado é deixado para determinar as taxas de juro e a afetação do crédito (o instrumento primário acima referido).

**Os instrumentos de controlo do DirectZPortfolio**

Estes instrumentos colocam restrições a um determinado grupo de instituições - especialmente bancos de depósito - limitando a sua liberdade de adquirir activos e passivos. Este método é utilizado principalmente nas economias em desenvolvimento, nas quais a infraestrutura financeira necessária para o funcionamento do controlo monetário indireto está pouco desenvolvida. Por outro lado, o método indireto é utilizado principalmente nos sistemas financeiros desenvolvidos. Baseia-se no poder da autoridade monetária, enquanto operador nos mercados financeiros, para influenciar a disponibilidade e a taxa de rendibilidade dos activos financeiros, afectando assim tanto o desejo do público de deter saldos monetários como a vontade dos agentes financeiros de aceitar depósitos e de os emprestar aos utilizadores. Estas medidas, acima referidas, são coordenadas pelo Banco Central da Serra Leoa (BSL) e pelo Tesouro, a fim de assegurar a coerência entre as políticas monetária e fiscal e promover a estabilidade dos mercados financeiros.

Operação de mercado aberto (OMO) é um instrumento indireto de política monetária introduzido para influenciar o nível da oferta de moeda na economia. Envolve a emissão de instrumentos de curto prazo a emissão de instrumentos de curto prazo, tais como bilhetes do tesouro e outros títulos à subscrição pública.

**Reservas obrigatórias**

Estes servem como objectivos de política de gestão prudencial e de liquidez e complementam as OMO. O requisito de reserva de caixa é o montante mínimo de reserva que um banco deve manter junto do Banco Central da Serra Leoa, expresso como um rácio do passivo total de cada banco individual. O rácio de liquidez é o montante percentual mínimo de reserva que deve ser sob a forma de activos líquidos expressos como o passivo total de depósitos dos bancos, notas promissórias e certificados de depósitos que os bancos devem manter junto do BSL.

**Operações de janelas com desconto**

As operações assumem a forma de empréstimos de curto prazo, pelo prazo de um dia, garantidos por instrumentos de dívida pública detidos pela instituição mutuária e outros títulos de primeira classe elegíveis aprovados pelo BSL.

**Sujeição moral**

O BSL empenha-se neste processo através de um diálogo regular com os bancos e outras instituições financeiras, sob a égide do Comité dos Bancos, sobre questões monetárias e financeiras e para incentivar uma maior eficiência no sector bancário, especialmente no que diz respeito à gestão das taxas de juro e das taxas de câmbio. Estas instituições obrigam de facto a BSL.

**Administração da política monetária na Serra Leoa**

O Banco Central da Serra Leoa propõe a política monetária a ser considerada pela Presidência da República através de um memorando com a designação Administração da Política Monetária na Serra Leoa. O Banco Central da Serra Leoa propõe a política monetária a ser considerada pela presidência através de um memorando com a legenda propostas de política monetária, de crédito, de comércio externo e de câmbio para um determinado ano fiscal. O memorando é um contributo de todos os departamentos políticos do BSL. Considera as condições económicas prevalecentes, as perspectivas e os objectivos políticos que parecem mais adequados para prosseguir no futuro imediato. O memorando é inicialmente analisado pelo comité de governadores, o mais alto órgão de gestão para a administração diária da BSL. É deliberado e aprovado pelo Conselho de Administração da BSL e transmitido pelo Governador da BSL à Presidência para apreciação e aprovação. A Presidência, após uma consulta razoável com outros níveis e agências do governo, toma uma decisão sobre quais as propostas a aceitar e inclui-as no orçamento. As propostas aceites são subsequentemente apresentadas aos bancos e a outras instituições financeiras pela BSL sob a forma de uma circular de política monetária para cumprimento (juntamente com sanções em caso de incumprimento).

**Exames periódicos e especiais da BSL**

O BSL realiza exames periódicos e especiais dos livros de todos os bancos autorizados como um instrumento de controlo. Os bancos também são obrigados a apresentar regularmente ao Banco Central os resultados das suas operações. Os exames e as declarações das instituições financeiras e a evolução económica atual permitem ao BSL avaliar o cumprimento da circular relativa à política monetária. As alterações subsequentes à circular são efectuadas pelo BSL e as alterações fundamentais devem ser discutidas com a Presidência (Presidente)

**Fontes de receitas públicas**

As receitas das administrações públicas (públicas) podem ser definidas como as receitas geradas pelo sector público a partir de vários serviços prestados. Por outras palavras, pode significar uma parte dos fundos totais necessários ao governo para financiar actividades. A Constituição do Governo da Serra Leoa prevê a geração de receitas através da tributação e de receitas diversas como principais fontes de receitas. Nesta unidade, centraremos os nossos debates em duas fontes principais de receitas públicas classificadas como: petrolíferas e não petrolíferas, embora os governos tenham outros meios de obter fundos para financiar as suas necessidades de despesa.

**Base tributária:**
Os impostos baseiam-se em algo. Na Serra Leoa, o sistema fiscal assenta em três bases principais: o rendimento, as mais-valias e o consumo.

**Imposto sobre o rendimento**
Este é o regime de imposto que incide sobre os rendimentos financeiros das pessoas singulares, das empresas e das pessoas colectivas. Existem vários regimes de imposto sobre o rendimento, com diferentes graus de incidência fiscal - progressivo, regressivo ou proporcional -, que já foram abordados anteriormente. O imposto sobre o rendimento incide sobre o rendimento ou o lucro das empresas sob a forma de imposto sobre as sociedades, imposto sobre o rendimento das pessoas colectivas ou imposto sobre o rendimento. Baseia-se no rendimento líquido - a diferença entre as receitas brutas e as despesas e/ou quaisquer outros abatimentos. Quando se trata de uma pessoa singular, o imposto sobre o rendimento é frequentemente calculado com base no rendimento total, deduzidas as deduções ou isenções legalmente permitidas pela legislação e regulamentação fiscal de um determinado país. Os tipos de pagamentos que são tributáveis incluem: rendimentos pessoais, mais-valias e rendimentos empresariais.

**Imposto sobre as mais-valias**
Trata-se de um imposto que incide sobre os ganhos ou lucros realizados com a venda de activos. Os impostos sobre mais-valias mais comuns em todo o mundo são cobrados sobre a venda de acções, obrigações, metais preciosos, bens imobiliários, acções de fundos de investimento, juros de depósitos bancários, etc. As mais-valias têm em conta o custo do investimento e as receitas obtidas com a venda desses activos. Existem isenções, como os terrenos agrícolas, os edifícios de habitação principal, etc. 3. Imposto sobre o consumo O imposto sobre as vendas é também conhecido como imposto sobre o consumo, cobrado no momento da compra de certos tipos de bens e serviços. A percentagem deste imposto é fixada pelo governo (autoridade fiscal autorizada - State Inland Revenue Service e apoiada pelo seu homólogo estadual). Existem isenções em termos de bens e serviços que não estão sujeitos ao imposto sobre as vendas. Este imposto sobre as vendas pode ser incluído no preço de venda do bem ou serviço. Pela sua natureza e aplicação, o imposto sobre as vendas é considerado justo e tem uma elevada taxa

de cumprimento, o que o torna difícil de evitar.

**Imposto sobre o Valor Acrescentado**

O imposto sobre o valor acrescentado (IVA), também conhecido como imposto sobre bens e serviços, é um imposto sobre as trocas. Incide sobre o valor acrescentado que resulta de cada troca ao longo de todo o processo de produção de bens até ao consumidor final. É um imposto indireto porque o imposto é cobrado a alguém que não é a pessoa que efetivamente suporta o custo do imposto; o vendedor do produto ou serviço paga o imposto e não o consumidor que beneficia da utilidade da mercadoria.

**Cannon ou Principles of Taxation Equity:**

**Igualdade de sacrifício**

Este princípio estabelece que os súbditos de cada Estado devem contribuir para o sustento do governo na proporção das receitas de que beneficiam sob a proteção do governo. Certeza: Segundo este princípio, o imposto pago pelos particulares deve ser certo no que respeita ao montante pago, ao momento do pagamento e à forma de pagamento. Conveniência: O princípio da conveniência estabelece que o momento e a forma de pagamento devem ser adequados à economia do contribuinte: Os custos administrativos da cobrança do imposto não devem ser superiores às receitas realizadas, mas devem ser suficientemente reduzidos para deixar receitas excedentárias. Simplicidade: O sistema fiscal deve ser coerente, direto e claro para os contribuintes e aceite pelo público. Flexibilidade: O sistema fiscal deve ser tal que responda aos encargos Imparcialidade: Todos os contribuintes com rendimentos semelhantes devem pagar o mesmo montante de imposto. ProdutividadeZ Adequação fiscal: A origem da tributação é a obtenção de receitas para as despesas do Estado, pelo que deve ser capaz de cobrir as despesas do Estado. Incidência do imposto A incidência de um imposto incide sobre a pessoa que o paga. No caso do imposto sobre o rendimento, a incidência é sempre sobre a pessoa que recebe o rendimento, porque o imposto sobre o rendimento não pode ser transferido para outra pessoa. O rendimento de uma pessoa está sempre a ser reduzido pelo montante total do imposto. No caso de um imposto indireto, não se pode saber antecipadamente se a incidência do imposto recairá sobre o comprador ou sobre o vendedor do produto ou se recairá sobre ambos. O efeito dependerá da elasticidade da procura.

**Efeito do imposto sobre os benefícios económicos**

**Objetivo da tributação**

O guia geral da administração fiscal e da prática para profissionais (2002) apresenta as seguintes razões para a imposição de impostos inter-alianças:

Manter a administração geral, a defesa, a lei e a ordem e os serviços sociais prestados pelo governo. Reduzir o rendimento e a riqueza, a fim de controlar as desigualdades.

Controlar o consumo de bens e serviços considerados não essenciais e prejudiciais. Controlar a inflação através da redução do volume do poder de compra.

Serviço da dívida pública, prestações de reforma, etc.

Conceder subsídios a favor de sectores preferenciais da economia, como as indústrias agro-alimentares. Aplicar as políticas governamentais, uma vez que o orçamento é atualmente um complemento da política monetária.

Servir como um instrumento fiscal fiável para planear e dirigir a economia, moldando o crescimento e o desenvolvimento do país. Anotação: Para além dos pontos referidos no guia acima mencionado, o Governo precisa de dinheiro para cumprir as suas obrigações sociais, económicas e políticas, por exemplo, a construção de estradas e de escolas, etc., e outras necessidades de exigência, como a promoção das exportações para o equilíbrio da balança de pagamentos, para estimular o crescimento e o desenvolvimento da economia e para preservar e aumentar as reservas de divisas.

**Evasão e evasão fiscal**

A evasão fiscal consiste na manipulação de formulários aquando da apresentação de declarações e pedidos de reembolso relativos à situação do rendimento do contribuinte e às responsabilidades que lhe estão associadas. Trata-se de uma violação direta da lei e envolve um esforço fraudulento ou enganoso por parte do contribuinte para escapar à obrigação legalmente estabelecida. Trata-se de uma infração penal, uma vez que envolve meios ilegais de reduzir o imposto a pagar através da apresentação de declarações falsas ou da omissão deliberada de alguma fonte de rendimento na declaração, como a declaração de rendimentos inferiores ou a recusa total de pagamento.

A evasão fiscal é a situação em que o indivíduo aproveita as lacunas da regulamentação fiscal e manipula a sua situação económica de forma a pagar menos impostos. Ocorre quando um contribuinte adopta uma atitude perfeitamente legal para reduzir o montante que tem de pagar em impostos, como, por exemplo, subscrever uma apólice de seguro de vida, dedutível do montante total sujeito a imposto, ou alegar a existência de uma mãe ou de um pai idoso - quando não existem - que, por lei, implicam algumas deduções do montante tributado, ou declarar que tem filhos quando não os tem.

O imposto como receita para o governo A gestão das finanças públicas envolve a forma como os fundos são gerados, afectados e geridos pelo governo (Ola e Offiong, 2008). O rendimento dos serra-leoneses depende muito da incidência dos impostos e são impostos diferentes tipos de impostos a pessoas singulares, empresas e pessoas colectivas. O Governo também contrai empréstimos a partir de diferentes fontes disponíveis, a fim de cumprir as suas responsabilidades gerais. O sector do petróleo e do gás, desde há algum tempo, tem contribuído grandemente para a base de receitas do país, uma vez que tem ajudado, a longo prazo, a resolver problemas sociais e políticos. Ajudou também o governo a resolver muitas questões relativas à população (apesar do aumento da população da Serra Leoa), pelo que, psicologicamente, a atitude das pessoas em relação ao pagamento de impostos tem sido de baixo nível, tal como discutido acima no âmbito da evasão e da fraude fiscais. O carácter das pessoas tem afetado negativamente a incidência dos impostos e aqueles que se encontram no "corredor" do poder não têm ajudado as questões porque não pagam os seus impostos. Tendo em conta o exposto, a dependência do governo em relação aos impostos para as despesas públicas tem sido relativamente baixa, daí a dependência das receitas do sector do petróleo e do gás. Esta situação tem afetado negativamente os numerosos projectos públicos lançados pelos diferentes níveis de governo. O sentido de responsabilidade dos cidadãos enquanto pagadores de impostos tem sido negligenciado e até as empresas se juntaram a este "vagão". Invariavelmente, o nível de vida das pessoas tem sido afetado devido à escassez de receitas fiscais.

# GESTÃO DAS FINANÇAS PÚBLICAS

**Introdução**

O fluxo e a gestão dos fundos são o sangue vital do nosso sistema de administração pública. Nenhuma política, por mais clarividente que seja, nenhum sistema de desempenho administrativo, por mais bem concebido que seja, pode funcionar se não estiver associado ao fluxo de fundos que o tornará possível. Na administração pública, o sistema de gestão das finanças públicas assenta em concepções e reformas ao longo dos anos. Nesta unidade, vamos considerar a necessidade de os administradores compreenderem os fundamentos de como o sistema público é concebido, o que se pretende fazer, o que é capaz de fazer e, especialmente, o que não é capaz de fazer.

**Objectivos**

No final desta unidade, deve ser capaz de: enumerar as funções básicas da administração pública enunciar os fundamentos da gestão das finanças públicas.

**Noções básicas de gestão das finanças públicas**

A partir das funções da administração pública acima enumeradas, podemos identificar o objeto das finanças públicas como sendo a aquisição e a alienação de recursos pela administração pública, seja ela federal, estatal ou local. Trata-se de receitas e despesas públicas. Trata-se de orçamentos. Os orçamentos são declarações sobre a forma como um governo planeia obter receitas (rendimentos) e as formas como um governo planeia gastar essas receitas durante um determinado exercício financeiro. Um orçamento pode ser deficitário, excedentário ou equilibrado.

**Dinâmica da gestão das finanças públicas**

A gestão das finanças públicas é um sistema dinâmico, vivo e que respira, com o qual os cidadãos interagem todos os dias. Pensemos num sistema de irrigação, que recolhe a precipitação atrás de grandes barragens e distribui o fluxo de água através de grandes e pequenas condutas, canalizando-o para muitas comunidades diferentes, para utilizadores comerciais, para escolas e hospitais, para parques e instituições de caridade, para empresas e indivíduos, para zonas costeiras e desertos. Este sistema deve ser gerido e regulado ao longo de toda a sua extensão, e os seus consumidores devem ser construídos de acordo com um quadro politicamente aceite. Se chover o suficiente e as barragens e tubagens não tiverem fugas nem rebentarem e se o abastecimento de água não for desviado ou roubado antes da entrega, o sistema tornar-se-á uma condição prévia para o crescimento da vida e mesmo para a abundância. Isto significa que tanto os administradores públicos como os cidadãos são guardas do rio. Todos eles são sustentados pelo seu caudal. Para que o projeto seja executado com êxito, é necessário dispor de uma estratégia dinâmica de gestão das finanças públicas. Na administração pública, os factores sociais desempenham um papel importante na tomada de decisões e é preciso ter coragem para ser responsável pelo financiamento público. O papel de um gestor financeiro público vai para além das "medidas postas em prática para controlar o dinheiro ou os fundos do povo", exigindo um tratamento meticuloso dos fundos e o seu acompanhamento. Se isso não for feito, o financiamento pode ficar parado, devido a outros interesses que ainda requerem atenção política. Os lobistas preferem que o projeto seja iniciado numa comunidade diferente ou que os membros do comité encarregado da execução do projeto influenciem o desvio do fundo do projeto para áreas que farão com que o projeto se torne um elefante branco, pelo que o fundo não seguirá as projecções, especialmente numa economia em desenvolvimento como a Serra Leoa. Por vezes, os sentimentos sobrepõem-se ao raciocínio, pelo que se espera que um gestor de finanças públicas profissionalmente sólido, digno de confiança, firme e empenhado na humanidade seja capaz de "resistir à tempestade", resistindo às provações e tentações associadas ao desembolso atempado de fundos/prestação de contas e evitando a conivência, a fim de manter a garantia de qualidade.

**Sistema de gestão das finanças públicas baseado em princípios**

No centro da conceção de um sistema eficaz de gestão das finanças públicas, encontram-se os seguintes princípios Consentimento democrático: A tributação e a despesa não devem ser efectuadas sem o consentimento explícito dos governados. Equidade: O governo deve ser equitativo, ou seja, as pessoas devem ser tratadas de forma semelhante em circunstâncias semelhantes - na cobrança e na aplicação de impostos.

**Transparência:**

As actividades governamentais de angariação e utilização de fundos devem estar abertas ao conhecimento e ao escrutínio do público. Probidade: Deve haver uma honestidade escrupulosa no tratamento dos fundos públicos, dos quais os legisladores e administradores são os administradores, não os proprietários. Prudência: Estes administradores não devem correr riscos indevidos com os fundos públicos.

**Responsabilidade:**

Aqueles que lidam com fundos públicos podem e devem ser regularmente chamados a prestar contas da sua gestão através de uma revisão legislativa e de um processo de auditoria.

**Princípios normativos**

Estes princípios normativos "devem" ser respeitados, mas são frequentemente violados na vida real. A gestão das finanças públicas pode ser objeto de abusos. O consentimento democrático não existe quando o governo é conduzido em segredo. As preocupações com a equidade cedem frequentemente ao favoritismo em relação a áreas ou grupos (favoritismo por parte de um governo na atribuição de benefícios ou recursos; legislação que favorece o distrito de um determinado legislador, prevendo o financiamento de obras públicas ou outros projectos - como os correios ou o contrato de água canalizada - que trarão vantagens económicas ao distrito e favorecimento político ao legislador). Sem transparência, probidade e prudência, a prudência inerente, tão essencial à gestão dos fundos públicos, é posta de parte. Os governos podem então incorrer em perdas substanciais devido a investimentos de risco ou negligência (Shafriz e Russell, 2005).

**Contabilidade do sector público**

A necessidade de prestar maior atenção ao desenvolvimento da contabilidade das administrações públicas ou do controlo contabilístico e financeiro do sector público é agora globalmente reconhecida. A razão é que a administração pública é obviamente a maior entidade empresarial e, em sentido lato, é o pivô da economia. O padrão de afetação de recursos determina o nível de responsabilidade para que a economia seja eficiente e eficaz. Estes objectivos podem ser alcançados através de um sistema de controlo financeiro sólido, que depende do estado do sistema contabilístico.

**Definição de contabilidade pública**

A contabilidade das administrações públicas pode ser definida como o processo de registo, análise, classificação, resumo, comunicação e interpretação da informação financeira sobre as administrações públicas, de forma agregada e pormenorizada, que reflecte todas as transacções que envolvem a receção, transferência e disposição dos fundos, activos/propriedades e existências das administrações públicas.

**Objectivos da contabilidade pública**

Tendo em conta a definição de contabilidade pública, é possível decompor o significado em objectivos, como segue: determinar o grau de probidade e de responsabilidade na gestão e no desembolso dos recursos públicos; determinar a

correção das transacções e a sua conformidade com as regras estabelecidas; fornecer informações financeiras úteis para o controlo e a coordenação das actividades; determinar e prever os fluxos; o equilíbrio e as necessidades dos recursos financeiros a curto prazo; controlar o desempenho em várias facetas da economia, planear e orçamentar para uma afetação eficaz dos recursos e avaliar as condições socioeconómicas e políticas dos estabelecimentos públicos.
Base da contabilidade das administrações públicas Pode deduzir-se do objetivo acima que a caraterística básica da contabilidade pública ou das administrações públicas assenta na responsabilidade e na probidade. Trata-se do controlo e da gestão das receitas, dos pagamentos e das actividades conexas no sector público. A natureza peculiar das transacções da contabilidade social ou pública torna desejável e mesmo obrigatório tratá-las de acordo com teorias e regras de medição específicas, mas coesas e normalizadas, como o sistema orçamental e os procedimentos aplicáveis, os procedimentos de contabilidade fiscal, a natureza da fonte de receitas, etc. A necessidade de obter a aprovação formal das estimativas de receitas e despesas antes de estas serem cobradas ou incorridas faz com que a orçamentação determine, em grande medida, a estrutura da contabilidade das administrações públicas. As administrações - federal, estadual e local - consideram por vezes necessário demarcar e separar os seus recursos em compartimentos específicos ou para fins especiais - receitas e pagamentos - e o método de contabilidade adotado para registar e medir cada componente é referido como "contabilidade de fundos". Este facto garante a responsabilização da administração e a programação da tesouraria. Por conseguinte, o Balanço (conhecido como Reconciliação Mensal de Contas, Demonstração do Excedente e do Défice do Ativo e do Passivo das Administrações Públicas) não contém informações sobre activos fixos, tais como edifícios. Em resumo, a contabilidade das administrações públicas baseia-se no seguinte: Regime de caixa Regime de competência Conta de grupo em fundo Regime de compromissoZobrigação.

# DESPESAS PÚBLICAS

**Introdução**

Nesta unidade, analisaremos as despesas públicas na Serra Leoa e a classificação e tipos de receitas que afectam os diferentes níveis de governo. Esta unidade deve ser estudada com atenção, a fim de identificar as grandes partes da despesa pública. Tal como acontece com a máquina governamental e o sistema de relações intergovernamentais, muitos aspectos da conceção do sistema de gestão das finanças públicas da Serra Leoa dependem tanto de considerações políticas como de acordos - basicamente constitucionais em termos relativos.

**Objectivos**

No final desta unidade, deverá ser capaz de: identificar os grandes elementos da despesa pública classificar a despesa pública diferenciar os diferentes tipos de receitas de cada nível de governo relacionar a despesa pública com o Produto Interno Bruto.

Despesas públicas A Lei de Wagner prevê que o desenvolvimento de uma economia industrial seria acompanhado por um aumento da percentagem das despesas públicas no produto nacional bruto (PIB). Isto não é uma exceção na Serra Leoa, uma nação em desenvolvimento que tenta expandir a sua base industrial - indústria transformadora, agricultura, mineração, indústria extractiva, etc. O âmbito das despesas públicas tem obedecido a esta lei, uma vez que a base económica e as despesas públicas têm vindo a aumentar ao longo dos anos. Além disso, a lei de Wagner sugere que um Estado-providência evolui a partir do capitalismo de mercado livre devido ao facto de a população votar a si própria serviços sociais cada vez maiores. Os neo-keynesianos e os socialistas incitam frequentemente os governos a imitarem os Estados-Providência modernos, como a Suécia, que a Serra Leoa está a seguir. À medida que as nações progressistas se industrializam, a parte do sector público na economia nacional cresce continuamente. O aumento das despesas do Estado deve-se, de facto, a três razões identificadas por Adolf Wagner (economista alemão, 1835 - 1917), nomeadamente: Actividades sociais do Estado, Acções administrativas e de proteção e Funções assistenciais. O material que se segue é uma interpretação aparentemente muito mais generosa da premissa original de Wagner. Sócio-políticas, ou seja, as funções sociais do Estado expandem-se ao longo do tempo; seguros de reforma, ajuda em caso de catástrofes naturais (internas ou externas), programas de proteção do ambiente. Económica: avanço da ciência e da tecnologia, espaço para uma O material que se segue é uma interpretação aparentemente muito mais generosa da premissa original de Wagner. Sócio-política, ou seja, as funções sociais do Estado expandem-se ao longo do tempo; seguro de reforma, ajuda em caso de catástrofes naturais (internas ou externas), programas de proteção do ambiente. Económicas: o avanço da ciência e da técnica permite um aumento das atribuições do Estado no domínio das ciências, da técnica e dos diferentes projectos de investimento. Histórico: o Estado recorre a empréstimos públicos para cobrir imprevistos e, assim, a soma das dívidas públicas e dos juros aumenta. O que isto significa é um aumento das despesas com o serviço da dívida.

Este princípio aplica-se à Serra Leoa, uma vez que aumenta as suas bases económicas e de capital social e politicamente. Tal como explicado, existem duas grandes partes das despesas públicas, nomeadamente: as despesas correntes e as despesas de capital. a. Despesas correntes - os gastos financeiros diários das actividades do governo b. Consumo final das despesas públicas. No caso do Governo Federal, divide-se em três partes principais: emolumentos do pessoal, outros encargos e especiais. Os emolumentos do pessoal são os salários e vencimentos dos funcionários públicos e os subsídios que lhes são atribuídos. Os outros encargos são as despesas de manutenção, as deslocações, os artigos de papelaria e os encargos consolidados. Os encargos consolidados incluem os emolumentos dos juízes e as liquidações de dívidas do Estado. Despesas especiais - para adquirir equipamento duradouro, máquinas, veículos automóveis, mobiliário, etc. Por vezes, são mais despesas de capital do que de funcionamento. Despesas de capital - despesas de investimento que aumentam o ativo da administração pública. Dependem não só do montante das receitas, mas também do montante utilizado anualmente pela administração pública.

**Análise do investimento de capital no sector público**

De acordo com Hampton (1992), o orçamento de capital é o processo de tomada de decisão das empresas que avaliam a aquisição de activos fixos importantes, incluindo edifícios, equipamento, existências, etc. O orçamento de capital é também o ato de planear a longo prazo a decisão de investimento e financiamento de activos fixos, avaliando as despesas de capital. O principal objetivo da decisão de orçamentação de capital é acrescentar valor a uma empresa em funcionamento (privada ou pública), selecionando investimentos/projectos que satisfaçam os objectivos da organização e proporcionem as melhores taxas de retorno possíveis. Existem muitas técnicas de orçamentação de capital: Técnicas de avaliação de investimentos como: Métodos tradicionais (não descontados)-Pay- back, Taxa de retorno contabilística. Métodos modernos (descontados) - valor atual líquido, taxa interna de rendibilidade, índice de rendibilidade, período de retorno descontado. Racionamento de capital e análise de risco. Análise Custo-Benefício.

**Orçamento de capital**
Os seguintes factores podem influenciar a decisão de orçamentação de capital: Mudança económica - é muito dinâmica. A evolução tecnológica - é muito rápida. Mudança política - está sempre presente. Mudança social - os valores, as normas e a orientação da sociedade mudam. Capacidade de financiamento - considera-se a capacidade e o impulso político. Perspectivas de futuro - é considerada a provisão para o crescimento futuro.

**Etapas da decisão de elaboração do orçamento de capital**
Identificar possíveis projectos de investimento. Obter dados sobre os projectos em questão. Avaliar os projectos com base nos dados recolhidos. Identificar possíveis alternativas aos projectos em avaliação. Selecionar o projeto. Implementar o projeto. Acompanhar e controlar o projeto.

Ferramenta de orçamentação de capital no sector público O governo, seja a que nível for, pode querer fornecer um determinado padrão ou serviço aos cidadãos a um preço inferior ao custo: pode ser através de subsídios à indústria e da aceitação de perdas da indústria, por exemplo, serviços postais, etc. Isto faz com que a análise do investimento de capital seja, na maior parte dos casos, diferente da do sector privado. A análise custo-benefício (ACB) oferece uma melhor abordagem para a análise de projectos no sector público (governo federal, estatal e local). A análise custo-benefício é a técnica mais utilizada. A ACB é uma técnica sofisticada que incorpora: Uma série de questões como problemas ambientais, custos de oportunidade e preços de transferência. É mais subjectiva do que a técnica normal de orçamentação de capital, especialmente a previsão dos resultados futuros do projeto proposto. Tenta considerar todas as consequências do lançamento de um projeto. Pode ser utilizada para determinar a viabilidade de um projeto. Pode ser utilizado para determinar o ciclo de tempo que seria benéfico para o projeto. Pode ser avaliado em termos de fluxo de caixa ou de lucro (é preferível o fluxo de caixa).

**Processo de Análise Custo-Benefício**
Estabelecer os objectivos e as possíveis vantagens de um projeto proposto. Determinar soluções alternativas para o problema. Estimar e analisar os custos e benefícios (este é um espetro alargado). Considera os custos e os benefícios que podem advir para qualquer pessoa fora do projeto. Por exemplo, se o governo construir um aeroporto, para além dos custos e benefícios da construção do

aeroporto, o efeito de cascata que ocorrerá poderá incluir a redução dos acidentes rodoviários, o aumento das actividades comerciais, a atração turística, etc. Custos de oportunidade: Oportunidades perdidas por causa do projeto. Preços sombra: o custo de obter uma unidade extra de um recurso escasso. Os pagamentos de transferência incluem subsídios e subvenções de um fundo do governo federal para um fundo do governo estadual ou local.

**Avaliação dos custos/benefícios e seleção de projectos**

O governo considera a avaliação dos custos e benefícios através de vários critérios, nomeadamente Benefícios/custos Comparação - comparar os custos com os benefícios Benefícios/custos Rácio entre os benefícios estimados e os custos estimados Técnicas de fluxos de caixa descontados - incluem os critérios do valor atual líquido e da taxa interna de retorno - ambos consideram o valor temporal do dinheiro.

**Avaliação do risco na análise custo-benefício**

A ACB é uma técnica de planeamento prospetivo que implica a realização de previsões. A aceitação ou rejeição do projeto depende da exatidão da previsão dos custos e benefícios. As previsões podem ser suposições e não valores exactos. O custo de capital na análise custo-benefício As seguintes considerações são utilizadas como custo de capital no sector público, uma vez que é difícil de calcular utilizando a abordagem do valor de mercado do sector privado, sem juros, riscos comerciais ou financeiros nas actividades governamentais; A taxa de preferência social temporal: exprime o valor que se atribui ao consumo ou à posse de um ativo agora, em alternativa ao consumo ou à posse do mesmo no futuro. Taxa de empréstimo e de contração de empréstimos do Estado: aproximadamente a taxa de juro sem risco. A taxa de juro dos títulos do Tesouro pode ser utilizada para calcular a taxa de juro de um ativo.

**Custo de oportunidade Taxa de juros**

Se um projeto foi subutilizado em detrimento de outro projeto, a taxa de juro que compensa o capital libertado para o projeto alternativo é designada por taxa de juro do custo de oportunidade Custo real do capital: utilizado quando o governo estabelece uma taxa de rendimento real para os projectos.

**Gestão de projectos - Planeamento**

A gestão de um projeto implica um planeamento expedito através de uma coordenação eficaz dos factores envolvidos. Quando os projectos eram menos complexos, não se dava prioridade ao planeamento; o método da regra geral funcionava bem. No entanto, hoje em dia, à medida que os projectos se tornam mais complexos, os gestores de projectos e os administradores públicos associam-se cada vez mais ao planeamento e à gestão sistemáticos. Esta secção da unidade conduzi-lo-á através dos serviços de complexidade e afirmará a necessidade de um planeamento sistemático dos projectos O custo de capital na análise custo-benefício As seguintes considerações são utilizadas como custo de capital no sector público, uma vez que é difícil de calcular utilizando a abordagem do valor de mercado do sector privado, sem juros, riscos comerciais ou financeiros nas actividades governamentais; A taxa de preferência social temporal: expressa o valor que se atribui ao consumo ou à posse de um bem agora, em alternativa ao consumo ou à posse do mesmo no futuro. Taxa de empréstimo e de contração de empréstimos do Estado: aproximadamente a taxa de juro sem risco. A taxa de juro dos títulos do Tesouro pode ser utilizada A taxa de juro do custo de oportunidade: Se um projeto foi subutilizado em detrimento de outro projeto, a taxa de juro que compensa o capital libertado para o projeto alternativo é designada por taxa de juro do custo de oportunidade Custo real do capital: utilizado quando o governo estabelece uma taxa de rendimento real para os projectos.

# MÉTODOS DE INVESTIGAÇÃO

O principal método desta investigação científica foi a revisão de fontes científicas (tais como livros, artigos de revistas, diretrizes, leis e resumos) sobre o tema da publicação. Esta revisão teve como objetivo analisar, interpretar e avaliar criticamente a literatura. As fontes foram sintetizadas para identificar padrões, conflitos e lacunas. Como resultado, o autor deste artigo mostra o estado do conhecimento moderno relativamente aos problemas da investigação.

A gestão das finanças públicas (GFP) registou uma rápida inovação na última década. Outrora centrada estritamente na orçamentação, o âmbito da GFP expandiu-se dramaticamente, atraindo novas ideias e reformas de todos os cantos da economia, ciência política, contabilidade e administração pública. A sua evolução ainda tem um longo caminho a percorrer, mas já resultou no aparecimento do que o FMI descreve como práticas de gestão das finanças públicas multidisciplinares "inovadoras". (Global Financial Management Leaders Survey 2015).

Qualquer estudo científico exige a clareza das definições-chave que nele são utilizadas. É de notar que, até à data, não existe uma abordagem inequívoca da definição de gestão financeira no sector público.

O quadro 1 contém várias definições de GFP. As três primeiras definições são retiradas de diferentes fontes. Normalmente, contêm a informação de que a GFP é um conjunto de regras, ferramentas e processos estabelecidos. As definições existentes de GFP não incluem o objetivo de gerir os recursos financeiros e não têm em conta os riscos associados a este processo.

**Tabela 1.** *Análise das definições de gestão das finanças públicas*

| Sources of definitions | Definitions |
|---|---|
| PEFA[1] | System of tools for assessing public finances within the four stages of the budget process, aimed at achieving three main results: overall budgetary discipline, strategic sharing of resources, efficient use of resources to provide services. |
| Erasmus and Visser [2] | The activities of civil servants, including decision-making and other functions that allow to determine the optimal ways of using limited resources for effective achievement of political goals. |
| Lawson[3] | PFM is the set of laws, rules, systems and processes used by sovereign nations (and sub-national governments), to mobilize revenue, allocate public funds, undertake public spending, account for funds and audit results. *ISSN: 281* |
| Ministry of Finance of The Government of Sierra Leone | A set of processes and procedures that ensure the effectiveness and performance of the use of budgetary funds and cover all elements of the budget process (budget planning, budget execution, accounting and reporting, internal control and audit). internal control and audit). |
| Author's Definition | A system of principles and methods for the development and adoption of managerial decisions by public authorities and non-profit organizations regarding the formation, distribution and effective use of financial resources with the aim of improving the well-being of the country's population, involving the systematic monitoring of these decisions, as well as identifying emerging risks and the development of measures to prevent them. |

Por conseguinte, com base na análise das definições existentes de GFP, o autor do presente documento propôs a sua própria definição, que eliminou as deficiências acima referidas.

### *Ciclo de Gestão Financeira no Setor Público e Privado da Economia*

Embora as definições de GFP continuem a variar, reconhece-se cada vez mais que abrange não só questões técnicas de contabilidade, mas também a tributação global, os custos e a gestão da dívida pública, o que, por sua vez, afecta a afetação dos recursos financeiros públicos e a distribuição do rendimento. Verifica-se também uma tendência para o facto de não se tratar de um sistema puramente técnico ou de um conjunto de subsistemas, mas sim de um sistema de múltiplos intervenientes, relações complexas e processos dinâmicos e inter-relacionados, como mostra a Figura 1.

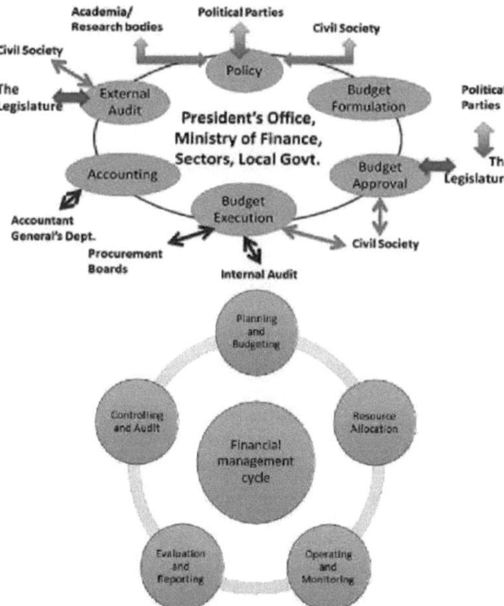


**Figura 1.** *Ciclo de Gestão Financeira no Setor Público e Privado da Economia*

*Fonte:* Lawson (2015) & Autor.

A análise comparativa dos ciclos de GFP e FM permite tirar uma conclusão sobre a semelhança do próprio processo de gestão financeira. Assim, ambos os ciclos incluem a fase de planeamento e orçamentação, a fase de aprovação do orçamento, a fase de acumulação e recuperação dos recursos necessários para atingir as metas e os objectivos, a fase de contabilidade e de elaboração de relatórios, a fase de acompanhamento e a fase de auditoria.

No entanto, se compararmos os participantes que tomam parte nestes processos, verificamos que os participantes no PFM são muito mais numerosos do que no FM. Os resultados da análise são apresentados na Figura 2.

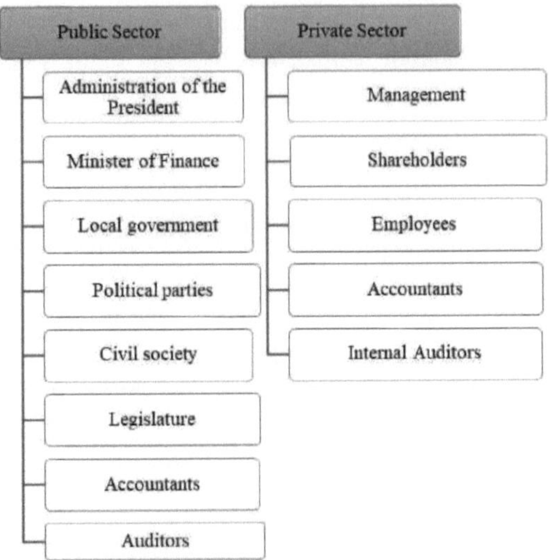


**Figura 2.** *Análise Comparativa dos Actores Envolvidos na Gestão Financeira nos Sectores Público e Privado da Economia*

*Fonte:* Compilado pelo autor.

Um número significativo de intervenientes no ciclo de gestão das finanças públicas exige coordenação, aprovação e avaliação das acções e dos resultados dessas acções em cada fase do ciclo de GFP do ponto de vista de cada participante. Cada participante neste processo tem o seu próprio interesse nos seus resultados e na compreensão da sua eficácia. A complexidade de harmonizar as acções e de ter em conta os pontos de vista de todos os intervenientes é, por si só, um desafio. É necessário garantir a eficácia, a transparência e a responsabilização do processo de GFP.

Descrevendo o papel de cada interveniente neste processo, é de salientar a importância incondicional dos profissionais especializados neste processo, como contabilistas, auditores, advogados, gestores, especialistas em aquisições e impostos. Graças aos esforços destes especialistas, um processo complexo de GFP pode ser tecnicamente implementado.

Um papel significativo neste processo cabe ao governo central de cada jurisdição e às autarquias locais. O papel do governo como órgão executivo neste processo é distribuir os recursos financeiros públicos para vários fins.

A sociedade civil desempenha um papel especial neste processo. As exigências da sociedade civil no sentido de aumentar a transparência e a responsabilidade na gestão dos recursos financeiros públicos estão a aumentar constantemente e constituem atualmente um desafio a que o governo tem de responder permanentemente.

*Elementos-chave do sistema de GFP*

É de notar que, devido à natureza politizada do processo de aprovação, adoção e aprovação do orçamento, alguns investigadores notam um fosso entre as instituições oficiais (como devem funcionar) e as práticas informais (como tudo funciona). As práticas informais muitas vezes "fazem o sistema funcionar", mas podem atrasar o desenvolvimento e gerar corrupção. Rakner et al (2004: 54) descrevem o processo orçamental como um "teatro", que oculta a afetação real dos recursos e os padrões de despesa. Killick (2005) conclui que este enfraquecimento das instituições oficiais conduz a grandes desvios entre as estimativas orçamentais e as despesas efectivas. As razões que levaram a esta situação podem ser vistas na Figura 3.

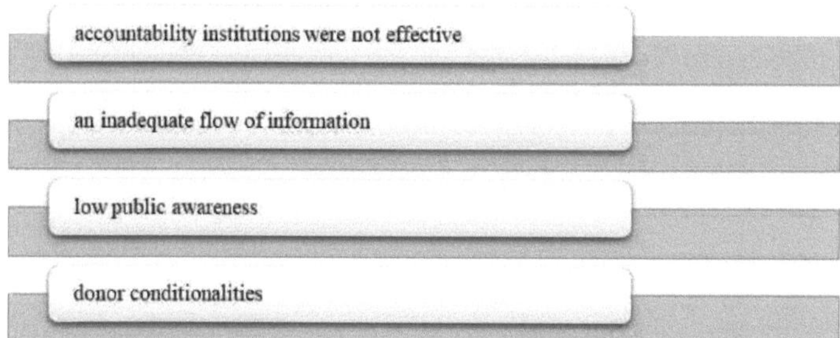


**Figura 3.** *Razões dos grandes desvios entre as estimativas orçamentais e as despesas efectivas*
*Fonte:* Compilado pelo autor.

Para resolver estes problemas, foram identificados elementos-chave do sistema de GFP. Investigámos as dimensões críticas identificadas pelo PEFA (Public Expenditure and Financial Accountability 2016)[5] e Guthrie (2005), comparámo-las e concluímos que a maioria destes elementos-chave coincide, mas foram encontradas algumas diferenças.

A PEFA identifica as dimensões críticas de um sistema de GFP aberto e ordenado. São elas:

i) transparência da integralidade do orçamento;

ii) orçamentação baseada em políticas;

iii) previsibilidade e controlo da execução orçamental;

iv) contabilidade e relatórios;

v) controlo e auditoria externos;

vi) credibilidade orçamental.

É importante recordar que as finanças públicas compreendem um conjunto complexo de subsistemas estreitamente inter-relacionados (por exemplo, fiscalidade e alfândegas, orçamentos, despesas, finanças intergovernamentais, supervisão parlamentar, controlo financeiro interno e externo). A reforma de um determinado subsistema pode ter consequências para uma série de domínios conexos. Guthrie identifica cinco dimensões fundamentais da nova GFP[6] :

i) alterações nos sistemas de informação financeira (da caixa para a contabilidade de exercício);

ii) desconcentração dos orçamentos;

iii) sistemas de custeio e de fixação de preços baseados no mercado;

iv) uma abordagem de avaliação do desempenho e

v) auditoria (interna e externa) baseada no desempenho.

Comparámos os elementos-chave da GFP de diferentes fontes e chegámos à conclusão de que o conteúdo da maioria dos elementos coincide. Por exemplo, em ambas as fontes analisadas existem elementos como a transparência orçamental, a responsabilização e os relatórios, o controlo e a auditoria. Apesar do facto de o PEFA, por si só, não incluir este elemento como uma medida de eficiência, ele está certamente presente, porque o PEFA é uma metodologia para avaliar o desempenho da gestão das finanças públicas. Identifica 94 caraterísticas (dimensões) em 31 componentes-chave da gestão das finanças públicas (indicadores) em 7 grandes áreas de atividade (pilares) (Figura 4).

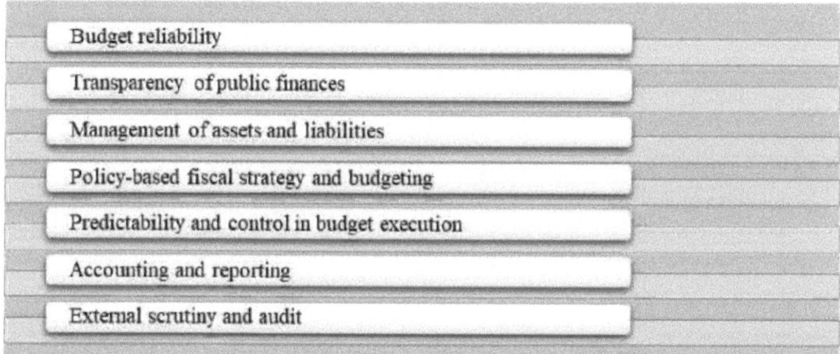


**Figura 4.** *Sete domínios de avaliação do desempenho da gestão das finanças públicas com base na metodologia de avaliação da PEFA*
*Fonte:* Compilado pelo autor com base em PEFA (2016)[7] .

O programa PEFA fornece um quadro para avaliar e comunicar os pontos fortes e fracos da gestão das finanças públicas (GFP), utilizando indicadores quantitativos para medir o desempenho. O PEFA foi concebido para fornecer um retrato do desempenho da GFP em pontos específicos no tempo, utilizando uma metodologia que pode ser reproduzida em avaliações sucessivas, fornecendo um resumo das mudanças ao longo do tempo.[8]

Voltando à comparação dos elementos-chave, é necessário recordar que o Guthrie seleciona um elemento - sistemas de custos e preços baseados no mercado - que a PEFA não possui.

No que diz respeito à utilização de preços de mercado no sector público, cada jurisdição resolve este problema à sua maneira. Por exemplo, o custo do serviço educativo prestado pela universidade na Federação Russa, numa base orçamental, é calculado com base nos custos padrão aprovados pelo Ministério da Ciência e do Ensino Superior da Federação Russa. Ao mesmo tempo, o preço de um serviço educativo prestado numa base paga não pode ser inferior ao preço de um serviço semelhante numa base orçamental. Neste caso, o sistema de preços de mercado é praticamente impossível de aplicar, porque se a procura deste serviço educativo for pequena, o preço de mercado pode ser inferior ao custo padrão, o que não pode ser aplicado, porque constitui uma violação da lei.

*Sistema eficaz de GFP e seus objectivos*

São necessários sistemas eficazes de gestão das finanças públicas (GFP) para maximizar a utilização eficiente dos recursos, criar o mais elevado nível de transparência e de responsabilidade nas finanças públicas e garantir o êxito económico a longo prazo, como mostra a figura 5.

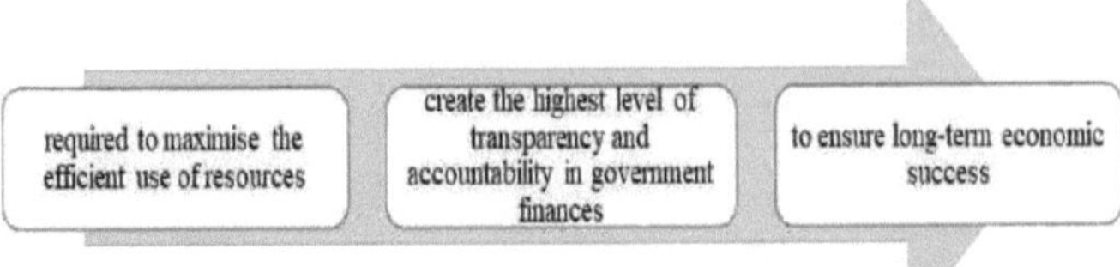


**Figura 5.** *Aspectos-chave de uma gestão financeira eficaz*
*Fonte:* Compilado pelo autor com base em Lawson (2015).

A partir dos requisitos de uma gestão financeira eficaz, podemos formular os seus objectivos, que são apresentados a seguir na Figura 6.

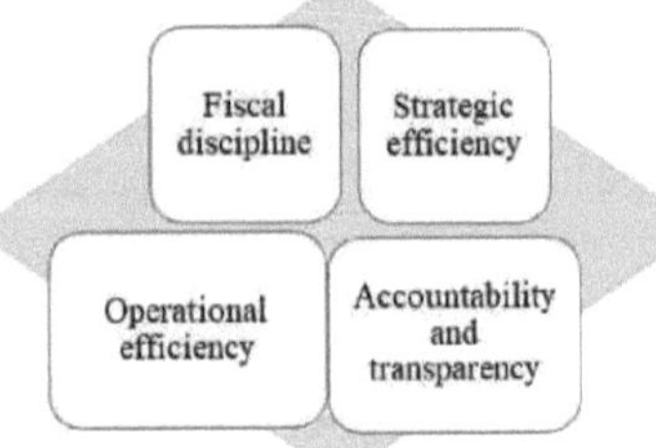


**Figura 6.** *Objectivos do sistema de GFP*
*Fonte:* Compilado pelo autor com base em Lawson (2015).

O principal objetivo do sistema de GFP consiste em manter a disciplina orçamental. A disciplina orçamental deve garantir que o nível de cobrança de impostos e de despesas públicas seja compatível com os objectivos do défice orçamental. Deve garantir que não sejam contraídos empréstimos públicos.

Em segundo lugar, o sistema de GFP deve garantir a eficiência da afetação dos recursos públicos, nomeadamente a conformidade dos recursos estatais afectados com os programas estratégicos do Estado.

Em terceiro lugar, este sistema de GFP deve proporcionar eficiência operacional, nomeadamente, a obtenção de uma relação preço-qualidade na prestação de serviços.

Por último, o sistema de GFP deve ser transparente, aberto, com a presença obrigatória e o controlo e a responsabilização das pessoas responsáveis pela utilização dos recursos financeiros públicos.

Para atingir os objectivos da gestão financeira no sector público na fase atual, muitos governos estão a implementar reformas da GFP. Para compreender a essência destas reformas, foi considerado o aspeto histórico das transformações no domínio das finanças públicas.

### *Diferentes abordagens à reforma da GFP*

Durante os anos setenta e oitenta, os países da OCDE (Organização para a Cooperação e Desenvolvimento Económico) e alguns países em desenvolvimento começaram a rever a gestão do seu sector público, como mostra a Figura 7. Em meados da década de 1990, cientistas e profissionais aperceberam-se de que a portabilidade destas ideias para os países em desenvolvimento estava a enfrentar desafios.

Simultaneamente, o Banco Mundial propôs a sua própria abordagem para ajudar a implementar as reformas da GFP nos países que estão preocupados com a implementação dessas reformas e desenvolveu a sua própria abordagem à gestão das despesas públicas (GEP), como mostra a Figura 8.

| | |
|---|---|
| Financial crisis | • Tanzania, UK, Canada, Argentina, Asian economies |
| Political change | • South Africa, the countries of the former Soviet Union |
| Changes in public expectations / public pressure | • Great Britain, Canada, Colombia, Guatemala |
| Post-conflict conflict | • Rwanda, Burundi, Mozambique, Afghanistan, Liberia, Timor-Leste |
| New technologies | • E-procurement systems in Chile, Mexico, Korea and the Philippines |
| Regional needs | • The West African Economic and Monetary Union (WAEMU), the accession of the European Union (EU) |
| Donor pressure | • Heavily Indebted Poor Countries Initiative (HIPC) and other donor requirements |

**Figura 7.** *Factores determinantes das reformas da GFP*

*Fonte:* Compilado pelo autor com base na Revisão da Literatura sobre a Reforma da GFP (2009)[10]

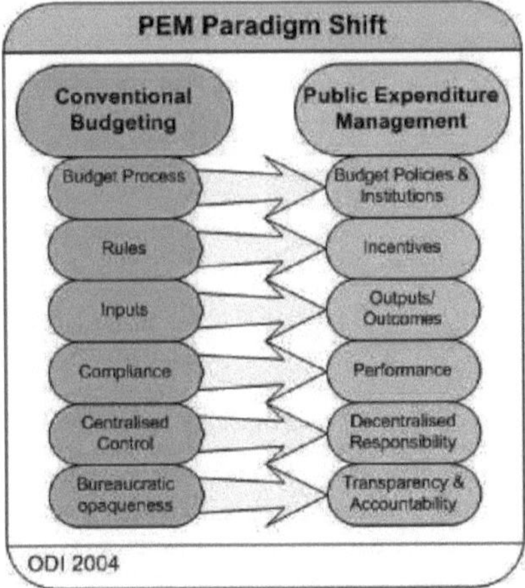


**Figura 8.** *Mudanças conceptuais na gestão financeira do sector público*

Como mostra a figura 8, a tónica nas abordagens da implementação das reformas da GFP passou a ser colocada na importância da complexa rede de actores e instituições envolvidas no processo orçamental e na ligação entre custos e resultados mensuráveis.

A abordagem da gestão das despesas públicas centra-se nos incentivos, nas práticas informais e na elaboração do orçamento. Os apoiantes desta abordagem sublinham que, para melhorar a gestão das despesas públicas, são necessárias mudanças nas instituições orçamentais, no papel dos administradores e supervisores, nas regras segundo as quais declaram, afectam e utilizam os recursos e nas informações de que dispõem.

No início de 2000, os governos e os doadores dos países em desenvolvimento começaram a interrogar-se sobre a razão pela qual as reformas da GFP tinham tido um êxito limitado. A procura subsequente de respostas levou às seguintes conclusões.

Em primeiro lugar, o orçamento é um processo político e não apenas técnico e, em muitos países, as práticas e os comportamentos informais substituem os formais.

Em segundo lugar, estes programas de reforma requerem a participação dos países e um compromisso político para alcançar um verdadeiro progresso sustentável.

E, em terceiro lugar, esta coordenação e harmonização dos doadores é importante. Esta melhor compreensão conduziu ao desenvolvimento de três abordagens diferentes, mas que potencialmente se reforçam mutuamente, em relação à reforma da GFP, nomeadamente o modelo da economia política, a abordagem da plataforma, mais centrada na coerência das reformas num contexto nacional específico, e a abordagem reforçada, que determina a relação e o papel de todos os intervenientes na reforma no domínio das finanças públicas.

Os modelos e abordagens acima referidos aplicam-se principalmente à reforma da gestão das despesas e não à gestão das receitas (figura 9). Para gerir as receitas, foi proposto um conjunto diferente de modelos.

No que diz respeito às quatro principais abordagens teóricas da gestão das despesas públicas, é possível constatar que estas têm um impacto nas receitas fiscais. São elas:

(i) Abordagem da gestão no sector público da economia, que coloca a tónica na eficácia e na equidade dos sistemas de tributação (abordagem microeconómica);

(ii) A abordagem macroeconómica, que coloca a tónica no impacto do sistema fiscal sobre a distribuição dos rendimentos das famílias, o nível de poupança, a inflação e a dívida pública;

(iii) uma abordagem administrativa que privilegia a eficiência dos custos de gestão dos impostos;

(iv) Uma abordagem política que reconhece a natureza política inerente ao processo de tributação.

Devido à abordagem politizada da gestão das receitas públicas, este artigo exclui a consideração de abordagens relacionadas com as políticas.

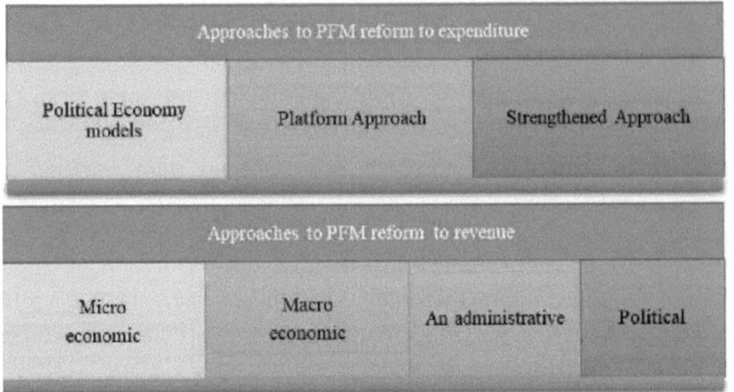


**Figura 9.** *Abordagens da reforma da GFP em relação às despesas e às receitas*

*Fonte:* Compilado pelo autor.

*Factores que afectam a eficácia das reformas da GFP*

A implementação bem sucedida das reformas da GFP requer certas oportunidades, incluindo os recursos disponíveis no país para a implementação das reformas da GFP (capacidade).

O Programa das Nações Unidas para o Desenvolvimento (PNUD) define capacidade como "a capacidade dos indivíduos, instituições e sociedades para desempenhar funções, resolver problemas, estabelecer e atingir objectivos". Olander (2007) descreve quatro elementos inter-relacionados que devem ser considerados aquando da avaliação e desenvolvimento da capacidade de GFP (Figura 10).

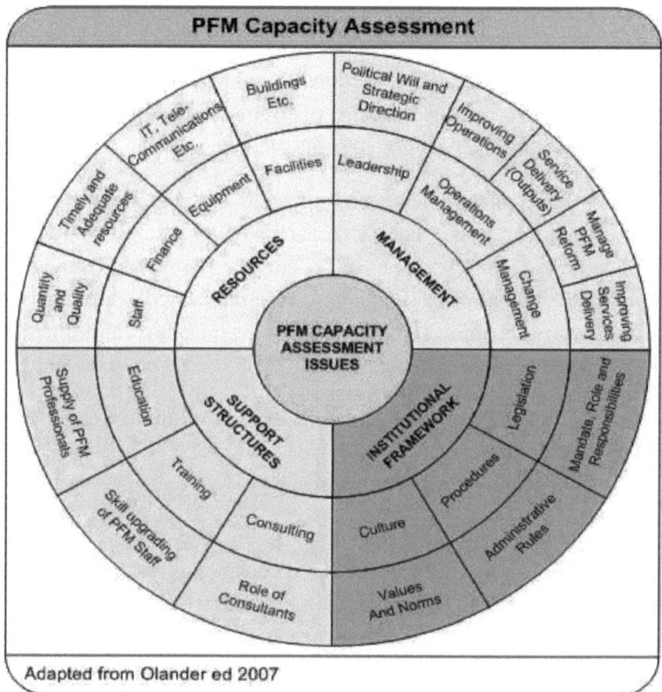


**Figura 10.** *Avaliação da capacidade de GFP*

*Fonte:* Compilado pelo autor com base na Revisão da Literatura sobre a Reforma da GFP (2009).

Em primeiro lugar, os recursos incluem a disponibilidade de um número suficiente de pessoal com competências profissionais, a disponibilidade de recursos financeiros suficientes e atempados, equipamento e instalações.

Em segundo lugar, é considerado um estilo de gestão que inclui a liderança e a vontade política, a gestão operacional e a gestão da mudança do programa de reforma da GFP.

O terceiro elemento implica a existência de um quadro institucional, tendo em conta a legislação, os procedimentos e a cultura organizacional.

Este último elemento refere-se às estruturas de apoio, incluindo o papel das instituições de ensino superior e das organizações profissionais, a formação através da formação e o papel dos consultores.

*Questões e oportunidades de GFP*

Para além dos problemas associados à falta de capacidade de reforma da GFP, é necessário ter em conta os processos que ocorrem na economia e no mundo que estão para além do controlo e da gestão e que afectam a GFP.

Obviamente, os países que implementam reformas da GFP podem sofrer de falta de recursos, governação fraca, falta de preparação para uma estrutura de reforma institucional e falta de uma estrutura de apoio. Os problemas enumerados são, evidentemente, problemas que dificultam as reformas da GFP, mas são passíveis de controlo e gestão. Os problemas não controlados incluem, em primeiro lugar, a globalização e as suas consequências, que são enumeradas na Figura 11.

Atualmente, as vantagens da globalização são amplamente utilizadas, nomeadamente: melhor afetação dos recursos, maior nível de produção e de vida e maior acesso a bens e serviços estrangeiros.

Ao mesmo tempo, a globalização também é vista como aumentando a desigualdade dentro dos países e entre eles, atenuando as fraquezas, a ameaça de emprego de trabalhadores não qualificados e analfabetos e o seu nível de vida, aumentando assim a pobreza. De facto, o processo de globalização e as forças de mercado que o acompanham devem ser devidamente desenvolvidos e utilizados para se tornarem uma força abrangente de desenvolvimento sustentável e centrado no ser humano. Nestes esforços, os governos, as organizações financeiras internacionais, o sector privado, as ONG e a sociedade civil têm de se esforçar seriamente e desempenhar um papel mais construtivo na cooperação, para que a globalização funcione em benefício das pessoas num espírito de parceria.

Na medida em que a globalização é vista como um fator de deterioração da distribuição do rendimento, parece que aumenta a necessidade de regulamentação governamental, ao mesmo tempo que reduz a capacidade de intervenção do governo devido à menor disponibilidade de recursos financeiros. Os países em desenvolvimento e os países com economias em transição podem ter de efetuar reformas importantes das despesas públicas para melhorar a competitividade no mercado mundial e reduzir o desemprego estrutural. As reformas da gestão das finanças públicas que foram implementadas em alguns países nas últimas duas décadas mostram que a melhoria da transparência orçamental através do reforço dos mecanismos orçamentais, da medição dos resultados e da eficácia em relação aos objectivos, da contabilidade pública e da auditoria dos resultados, bem como da reforma da função pública, contribuirão para uma afetação eficaz dos recursos e para aumentar a confiança no processo orçamental. Uma reforma bem sucedida da gestão financeira exige igualmente o controlo macroeconómico do saldo orçamental, a definição de prioridades em matéria de despesas, um quadro jurídico e regulamentar coerente, a transparência financeira e a participação do público no processo de tomada de decisões. A acessibilidade, a qualidade e a acessibilidade da informação e dos dados fiscais são importantes para capacitar os cidadãos e a sua participação no processo de tomada de decisões, o que pode ser conseguido através de uma maior transparência e de um quadro de responsabilização eficaz.

Na nossa opinião, a assunção de riscos na gestão das finanças públicas é um instrumento adequado para reduzir as consequências negativas da globalização.

A globalização, as crises recentes e as catástrofes naturais estão a pôr em causa a liderança política e a gestão do risco em muitos países, muitas vezes devido a circunstâncias imprevistas ou imprevisíveis, e devido a elos fracos e a perturbações no fluxo de informação.

Estes problemas exigem que os governos adaptem os seus processos, estruturas, instrumentos e equipamentos para gerir os fenómenos destrutivos de uma nova forma e afectem recursos financeiros para esse efeito. Os problemas que os gestores de riscos enfrentam atualmente são enumerados na Figura 11:

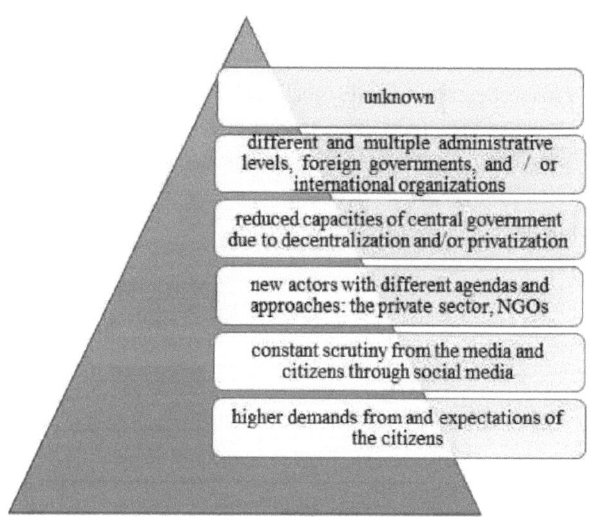


**Figura 11.** *Desafios para os gestores de risco das administrações públicas no século XXI*

*Fonte:* Baubion (2013: 8).

Ao mesmo tempo, os governos precisam de manter a capacidade de lidar com crises mais tradicionais, como no passado. As inovações necessárias para se adaptarem às novas caraterísticas das crises e das sociedades não substituem, mas complementam, as capacidades existentes e podem ser desenvolvidas com base nelas.

O quadro 2 mostra as principais diferenças entre a abordagem tradicional da gestão de crises e a abordagem que permite fazer face às novas crises. Embora os governos tenham de adaptar as suas capacidades de gestão de crises às caraterísticas das novas crises e desenvolver novas abordagens e ferramentas, devem também manter a capacidade de lidar com as crises clássicas.

Na fase atual da gestão financeira no sector público, os gestores são confrontados com desafios no domínio da tecnologia e da sociedade da informação.

Antes de mais, referimo-nos à tecnologia Blockchain. O efeito das cadeias de blocos no sector público é, na melhor das hipóteses, mal compreendido e, na maioria das vezes, ignorado.

Tal como ilustrado na Figura 13, o pressuposto subjacente à tecnologia Blockchain é que todas as transacções serão visíveis a todos os nós do sistema em qualquer momento. Para tal, em geral, todos os nós possuem= ledgers' idênticos de transacções que são rapidamente actualizados sempre que é adicionado um novo conjunto de transacções. Isto permite uma caraterística fundamental da arquitetura Blockchain: modelos de consenso em que os nós do sistema confirmam a validade das transacções que ocorrem na plataforma e assinalam transacções inadequadas quando necessário.

**Tabela 2.** *Análise comparativa entre a abordagem tradicional e a nova abordagem da gestão do risco*

| **Traditional Crisis Management** | **Dealing with Novelty** |
|---|---|
| Preparedness Phase | |
| Risk assessment based on historical events | Risk assessment includes horizon scanning, risk radars and forward looking analysis to detect emerging threats. Frequent updates and different timescales. international analysis sharing, multidisciplinary approaches are key attributes |
| Scenario based emergency planning | Capability-based planning and network building |
| Training to test plans and procedures | Strategic crisis management training to learn agility and adaptability and create networks and partnerships |
| Early Warning Systems based on monitoring, forecasting, warning messages, communication and link with emergency response | Strategic engagement from centers of government |
| Response Phase | |
| Command and control system | Crisis identification / monitoring: role of expertise |
| Standard Operating Procedures | Flexible and multi-purpose crisis management teams and facilities |
| Strict lines of responsibilities | Common concepts across agencies to inform leadership with high adaptative capacities |
| Sectoral approaches | Similar tools and protocols that could be utilised for multi-crisis |
| Principle of subsidiarity | International co-operation |
| Feedback to improve SOPs | Management of large-response networks |
| | Ending crisis and restoring trust Feedback |

*Fonte:* Baubion (2013: 21).

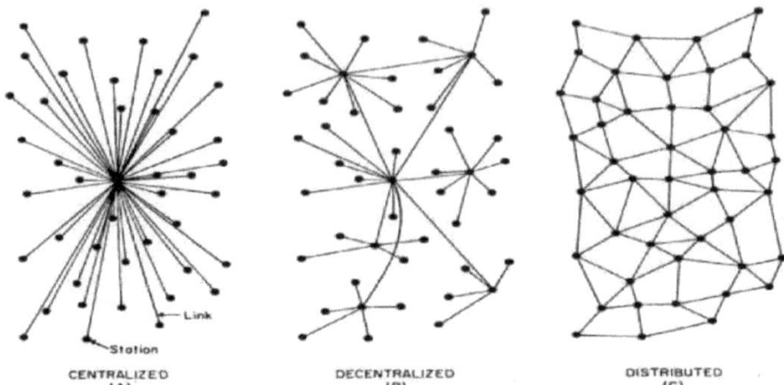


**Figura 12.** *Redes distribuídas comparadas com redes centralizadas e descentralizadas*

*Fonte:* Berryhill et al. (2018: 12)

Embora os desenvolvimentos da tecnologia de cadeia de blocos tenham sido mais extensos no sector dos serviços financeiros, o debate e a aplicação de cadeias de blocos também estão a surgir rapidamente no sector público. Os governos estão a tomar medidas para aprender mais sobre a tecnologia de cadeia de blocos e para introduzir os conceitos de cadeia de blocos - e as oportunidades e desafios associados - junto dos decisores políticos e dos funcionários públicos.

Pelo menos 46 países em todo o mundo lançaram ou estão a planear o lançamento de mais de 200 iniciativas relacionadas com as cadeias de blocos. O Quadro 3 apresenta estudos de caso sobre várias destas iniciativas.

**Tabela 3**. *Os 10 principais tipos de projectos e indústrias que utilizam iniciativas relacionadas com a cadeia de blocos*

| Rank | Types of projects (count) | Industries |
|---|---|---|
| 1 | Strategy/Research (42) | Government Services (173) |
| 2 | Identity (Credentials/Licenses/Attestations) (25) | Financial Services (73) |
| 3 | Personal Records (Health, Financial, etc.) (25) | Technology & Internet of Things (26) |
| 4 | Economic Development (24) | Healthcare (23) |
| 5 | Financial Services/Market Infrastructure (20) | Real Estate (22) |
| 6 | Land Title Registry (19) | Supply Chain (19) |
| 7 | Digital Currency (Central Bank Issued) (18) | Energy (13) |
| 8 | Benefits/Entitlements (13) | Transportation (13) |
| 9 | Compliance/Reporting (12) | Education (8) |
| 10 | Research/Standards (12) | Telecom (4) |

*Fonte:* Berryhill et al. (2018: 22).

Obviamente, as cadeias de blocos são simplesmente listas de transacções permanentes, inalteradas e distribuídas, com muitas capacidades técnicas para garantir que esta lista é de confiança.

Ora, dado que os governos estão profundamente focados na eficiência económica e na responsabilização e consideram estes aspectos como caraterísticas fundamentais da política financeira do Estado em formação, esta tecnologia merece certamente um estudo atento com vista à sua possível utilização na resolução de várias tarefas na área da gestão financeira pública.

A partir dos estudos de caso já existentes, pode dizer-se que a tecnologia Blockchain tem potencial nas seguintes áreas de gestão financeira no sector público, enumeradas na Figura 13.

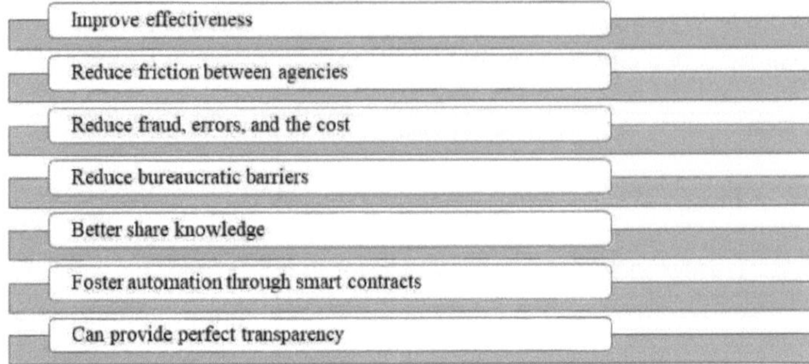


**Figura 13.** *Oportunidades da Blockchain no sector público*

*Fonte:* Compilado pelo autor com base em Berryhill et al. (2018).

Para além de aumentar a transparência do governo e a sensibilização do público para os programas e actividades governamentais, a descoberta de dados pode também ajudar a obter informações sobre a forma de melhorar a eficácia da gestão das finanças públicas. A melhoria da transparência dos dados constitui a base para a participação e cooperação do público na criação de serviços inovadores. Além disso, espera-se que a abertura dos dados melhore o processo de tomada de decisões, tanto por parte dos governos como dos indivíduos. Em particular, espera-se que o público possa utilizar os dados da administração pública para tomar decisões informadas e mais exactas e melhorar a qualidade de vida.

Ao mesmo tempo, os governos poderão aceder mais facilmente a um leque mais vasto de informações diferentes que contribuem para a tomada de decisões, cuja credibilidade será facilmente verificada.

Por último, os OGD são também considerados como uma importante fonte de crescimento económico, de novas formas de empreendedorismo e de inovação social.

No entanto, vale a pena fazer uma advertência, uma vez que o OGD continua a ser um território inexplorado. Tudo deve ter um limite razoável. A divulgação de qualquer informação deve ser cuidadosamente ponderada, especialmente as informações que podem prejudicar a segurança pública e a privacidade dos cidadãos.

Os dados devem ser relevantes, facilmente acessíveis, utilizáveis e reutilizados por todos. É importante que os governos chamem a atenção do público para a utilidade, a relevância e a acessibilidade dos seus dados, a fim de garantir a sua melhoria e atualização contínuas. Uma melhor acessibilidade dos dados pode assegurar uma cooperação mais estreita tanto com os governos como entre as agências governamentais e a sociedade em geral, incluindo o sector privado, as organizações da sociedade civil e os cidadãos. Isto estimula uma mudança na cultura organizacional do sector público, não só para a abertura, a transparência e a responsabilização, mas também para o intercâmbio, a cooperação e um maior envolvimento do público. Os dois principais elementos da OGD são normalmente definidos da seguinte forma (Figura 14):

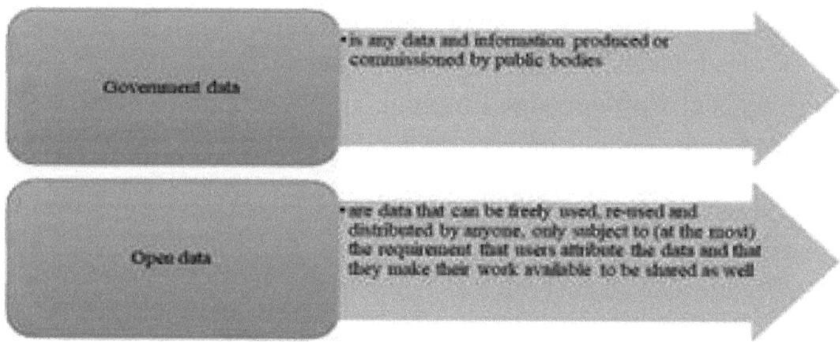


**Figura 16.** *Os elementos de OGD*

Os exemplos de iniciativas OGD são enumerados na Figura 17 e incluem:

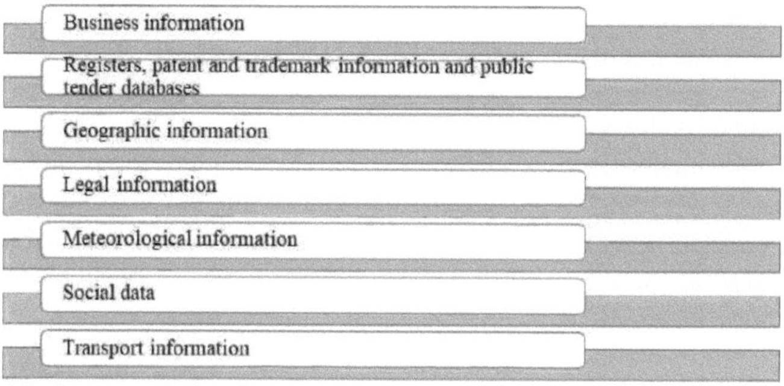

- Business information
- Registers, patent and trademark information and public tender databases
- Geographic information
- Legal information
- Meteorological information
- Social data
- Transport information

**Figura 14.** *Oportunidades de OGD*

*Fonte:* Compilado pela autora com base em Ubaldi (2013). Abaixo segue uma lista de reconhecidos principais beneficiários do OGD:

i) Administração pública. A nível macroeconómico, os OGD oferecem oportunidades para novas formas de tomada de decisões e de afetação de recursos, a fim de melhorar a eficiência global das operações da administração pública (por exemplo, aceleração dos esforços para reduzir a fraude e o erro, novos progressos em matéria de lacunas fiscais) e de melhorar a prestação de serviços públicos, melhorando simultaneamente a qualidade da interação entre a administração pública e todos os outros sujeitos que interagem com ela sobre diversas questões.

ii) Cidadãos. Espera-se que os dados do governo aberto permitam uma maior participação do público no desenvolvimento de medidas para responder às necessidades públicas. O portal Internet ilustra a intersecção entre a administração pública móvel e a administração pública aberta. A descoberta de dados do sector público (por exemplo, taxas de criminalidade, emissões de gases, professores por aluno nas escolas urbanas) torna os cidadãos mais informados e permite-lhes fazer escolhas pessoais mais informadas. Em suma, é possível argumentar que os OGD podem ajudar a melhorar a qualidade de vida da população do país.

iii) Sociedade civil. Em muitos países, existem iniciativas da sociedade civil baseadas em OGD. Os objectivos gerais destas iniciativas incluem a demonstração dos benefícios da OGD ao governo e ao público.

iv) Expansão da economia, do sector privado e dos serviços públicos: As OGD podem estimular um mercado competitivo, por exemplo, para os serviços do sector público. Espera-se que o sector privado (criadores de tecnologia) seja um dos principais utilizadores dos conjuntos de dados para exploração comercial das OGD. Estimular os lucros pode ajudar a estimular a inovação e a experimentação, sendo de esperar que as melhores ideias sejam imitadas e melhoradas, uma vez que nenhum fornecedor de serviços tem o monopólio dos dados.

A utilização de dados abertos não garante a transparência e a responsabilização do governo. Tal como salientado por Yu et al. (2012), "um governo pode ser aberto, no sentido de ser transparente, mesmo que não adopte novas tecnologias, e um governo pode fornecer dados abertos e continuar a ser profundamente opaco e irresponsável".

## RESULTADOS

O estudo revelou os factores que afectam negativamente a eficiência das entidades do sector público. Podem ser-lhes atribuídos os seguintes factores

i) Questões de controlo e organização da produção, incluindo: as condições da "restrição orçamental suave" (subsídios, não há ameaça de falência); não há um objetivo de maximização dos lucros; não há incentivos para melhorar a eficiência; a dificuldade de planeamento de investimentos a longo prazo; objectivos burocráticos (maximizar a dimensão da organização); limitações no tipo e na qualidade dos custos dos materiais (especificação das compras); o impacto da política, os aspectos políticos da tomada de decisões económicas; um baixo nível de aversão ao risco (ênfase nos procedimentos formais).

ii) Caraterísticas do estímulo ao trabalho dos funcionários públicos, incluindo: fraca ameaça de despedimento; salários baixos em comparação com trabalho semelhante no sector privado; falta de sistemas de remuneração por desempenho; dificuldade em determinar os resultados do trabalho dos funcionários públicos; corrupção.

iii) Caraterísticas da concorrência no sector, incluindo: ausência de concorrência (serviço postal); condições dos monopólios naturais (o monopólio burocrático).

Para além disso, os resultados deste estudo incluem:

i) Com base na análise das definições existentes de gestão das finanças públicas, é apresentada a definição do seu autor;

ii) Com base numa análise comparativa dos ciclos de gestão nos sectores público e privado da economia, foram identificadas as caraterísticas comuns e diferentes de ambos os ciclos de gestão;

iii) As caraterísticas reveladas do sistema de gestão das finanças públicas tornaram-no
possível identificar os seus elementos-chave;

iv) O autor apresenta o seu ponto de vista sobre um sistema eficaz de gestão financeira no sector público e define os seus objectivos;

v) O aspeto histórico das reformas da GFP é divulgado;

vi) Foram exploradas abordagens na gestão financeira das receitas e despesas no sector público;

vii) Foram identificados os factores que influenciam a eficácia das reformas da GFP;

viii) Identificou desafios na GFP e formulou oportunidades que contribuem para a realização do objetivo da GFP.

# CONCLUSÃO

A investigação efectuada permitiu formular as seguintes conclusões:

i) Devido às especificidades das organizações do sector público, nem todos os instrumentos tradicionais utilizados na gestão financeira das organizações comerciais são aplicáveis à GFP;

ii) A eficácia das organizações públicas é difícil de medir e nem sempre pode ser avaliada por indicadores quantitativos;

iii) As organizações do sector público têm de estar mais abertas às novas tecnologias e inovações, mas estas têm de ser utilizadas de forma sensata.

A gestão financeira no sector público é um tipo de atividade profissional conservadora. Não responde imediatamente a inovações e mudanças. Para além disso, a utilização de novas tecnologias e ferramentas requer um grande número de aprovações junto de diferentes unidades. Em última análise, para que a sua aplicação se torne possível, são necessários recursos financeiros, cuja fundamentação exige esforço e tempo.

Mas só recorrendo a tecnologias e abordagens modernas, sem perder os conhecimentos e competências profissionais clássicos necessários neste domínio de atividade profissional, poderemos responder a todos os desafios que os especialistas envolvidos na GFP têm de enfrentar.

# REFERÊNCIAS


[1] Baubion C (2013) *OECD Risk Management: Strategic Crisis Management.* Documentos de Trabalho da OCDE sobre Governação Pública, n.º 23. Paris: OECD Publishing. Disponível em: http://dx.doi.org/10.17 87/5k41rbd1lzr7-en.

[2] Berryhill J, Bourgery T, Hanson A (2018) *Blockchains Unchained: Blockchain Technology and its Use in the Public Setor.* Documentos de trabalho da OCDE sobre governação pública, n.º 28. Paris: OECD Publishing. Disponível em: http://dx.doi.org/10.17 87/3c32c429-en

[3] Curristine T, Lonti Z, Joumard I (2007) *Improving public sector efficiency: challenges and opportunities. Jornal da OCDE sobre Orçamentação* 7(1). ISSN: 16087143, OCDE.

[4] Killick T (2005) Policy autonomy and the history of British. *Política de Desenvolvimento*
*Revista* 23(6): 665-681. Disponível em: https://doi.org/10.1111Zj.1467-7679.2005.00307.x.

[5] Guthrie D. (2005) Organizational learning and productivity: state structure and foreign investment in the rise of the chinese corporation. 1(2): 165-195. Disponível em: https:// doi.org/10.1111/j.17 40-8784.2005.00008.x.

[6] Global Financial Management Leaders Survey (2015) *Innovation in Public Financial Management in an Increasingly Complex and Uncertain Global Environment,* Grant Thornton. Disponível em: https://bit.ly/2VVIhzF.

[7] Lawson A (2015) *Public Financial Management.* GSDRC Professional Development Reading Pack no. 6. Birmingham, Reino Unido: GSDRC, Universidade de Birmingham.

[8] Olander S (2007) Stakeholder impact analysis in construction project management (Análise do impacto das partes interessadas na gestão de projectos de construção).

[9] EUA. Brownbridge, M. e Kirkpatrick, C. (2010). "Financial Regulation in Developing Countries". Documento de trabalho do Programa de Investigação sobre Finanças e Desenvolvimento n.º 12. 12. Serra Leoa, Rondo (2017).

[10] Banking in the Early Stages of Industrialisation. Nova Iorque: Oxford

University Press. Chatterji, S. (1999). "A Functional Analysis of Financial Sectors Issues and Challenges In Less Developing Countries". DAC/World Bank Workshop on Financial Systems for Sustainable Resource Mobilisation in Less Advanced Developing Countries, Paris, 11 - 12 de março. Chirwa,

[11] E. T. (2001). "Market Structure Liberalisation and Performance in the Sierra Leone Banking Industry". Consórcio Africano de Investigação Económica, Documento de Investigação Nº 108.

[12] Claessens, Stijn, Demirgue-Kunt, Asli e Harry Huizinga. (2001). "How Does Foreign Entry Affect Domestic Banking Markets?" Journal of Banking and Finance. 25 (5). Banco de Finanças. Relatórios anuais. (2003, 2002, 2001). First Merchant Bank. Relatórios anuais. (2003, 2002, 2001, 2000). Gerschenkron,

[13] Schumpter (2008) theory of Economic developments, international finance journal, issue4, vol5, page 104-127

[14] A.( 2012). O atraso económico em perspetiva histórica: A Book of Essays. Cambridge Mass: Belknap Press of Harvard University Press. 90 Gibson,

[15] H. D. e E. Tsakalatos. (2014). "O alcance e os limites da liberalização financeira nos países em desenvolvimento: A Critical Survey". Journal of Development Studies, 30(3): 578 - 628. Goldsmith Raymond, W. (2019). Estrutura financeira e desenvolvimento económico.

[16] New Haven: Universidade de Yale. Governo do Malawi. (1994). "Implementação do Programa de Alívio da Pobreza". Relatório, agosto, (2014).

[17] King, R. G. e R. Levine. (2013) "Finance and Growth: Schumpeter Might be Right". Quarterly Journal of Economics.108, 717 - 738. King,

[18] R. G. e R. Levine. (2013). "Empreendedorismo financeiro e crescimento: Theory and Evidence". Journal of Monetary Economics. 32, 513 - 542.

[19] La porta, R., Lopez-de-Silanes, F., Shleifer, A. (2011). "Government Ownership of Commercial Banks". Journal of Finance. Levine Ross, Norman Loayza e Thorsten Beck. (2019). "Intermediação financeira e crescimento:

Causality and Causes". Documento de trabalho, Banco Mundial. Levine Ross, Zervos Sara (2018).

[20] American Economic Review. 88(3) 537 - 587. http://www.cean.u-bordeaux.fr/sindzingre.pdf (Acedido em 2 de setembro de (2014)

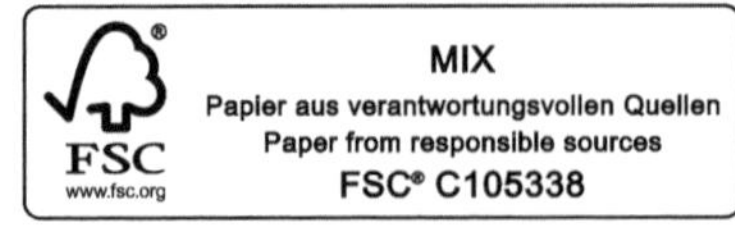


Printed by Books on Demand GmbH, Norderstedt / Germany